はじめに

２０１７年８月、厚生労働省は全国自治体に向けて「産前・産後サポート事業ガイドライン」と「産後ケア事業ガイドライン」を示しました。

日本で産後ケアを掲げる本格的な施設としては、２００８年に東京の世田谷区と武蔵野大学が全国に先駆けてモデル事業として「産後ケアセンター」をオープンしたのが始まりで、次いで埼玉の和光市が「産後ケアセンター」をオープン、千葉・浦安市や山梨県などがこれに続き、行政主導の産後ケア事業は全国にその流れが広がりつつあります。

たとえば横浜市では「産後母子ケア事業」として市内の３病院と８助産院に事業を委託、デイケア型（通い）では１日２０００円、ショートステイ型（宿泊）では１泊６０００円（その後１日ごとに３０００円）で産後ケアサービスを受けることができるようになりました。

「産後ケア」に関して、コミュニティづくり・地域づくり、という観点から理解を深めてもらえれば、との思いから本書を上梓するものです。

２０１７年８月　『財界』編集部

もくじ

はじめに

対談 「生活」の原体験を担う「産後ケア施設」の空間とは？
福島 富士子 東邦大学教授×篠原 聡子 日本女子大学教授

家族でなくても助け合える「空間の仕掛け」……7
育児をする以前に「生活」の経験がない現代人……11
日本の産後ケア施設第一号は「合宿所」のイメージ……13
中に入ってオーガナイズしてくれる存在……16
個室とオープンスペースの中間的な状況を作り出す……19
病院以外のところで出産するということ……21
スタートを間違えば違う方向に行ってしまう……24
お誕生日を祝い、おせちを作る「暮らし」を経験できる空間に……30
地域コミュニティの「ハブ」になるような産後ケア施設……34

今こそ日本型「産後ケア」センターを　東邦大学教授　福島 富士子
これからの妊産婦支援　地域・自治体・国の取り組み　……42
産前・産後ケアの充実を求めて
■日本版ネウボラ
■産前・産後サポート事業
■産後ケア
今こそ日本型「産後ケア」センターを　……49
各地の「産後ケア」センター　……52
さきがけ「世田谷産後ケアセンター」と「わこう産前産後ケアセンター」
公的病院とホテルが手を組んだ浦安の産後ケア事業
母子保健の充実を図る切れ目のない妊娠出産支援
「産後ケア」を広げるために　……60
さいごに　……61

目で見る産後ケア（資料編）

世田谷区産後ケアセンター ……66
わこう産前産後ケアセンター ……68
順天堂大学医学部附属浦安病院・宿泊型産後ケア ……70
【資料】産前・産後サポート事業ガイドライン／産後ケア事業ガイドライン ……73
あとがき ……94

対談

福島 富士子 東邦大学教授
×
篠原 聡子 日本女子大学教授

「生活」の原体験を担う「産後ケア施設」の空間とは？

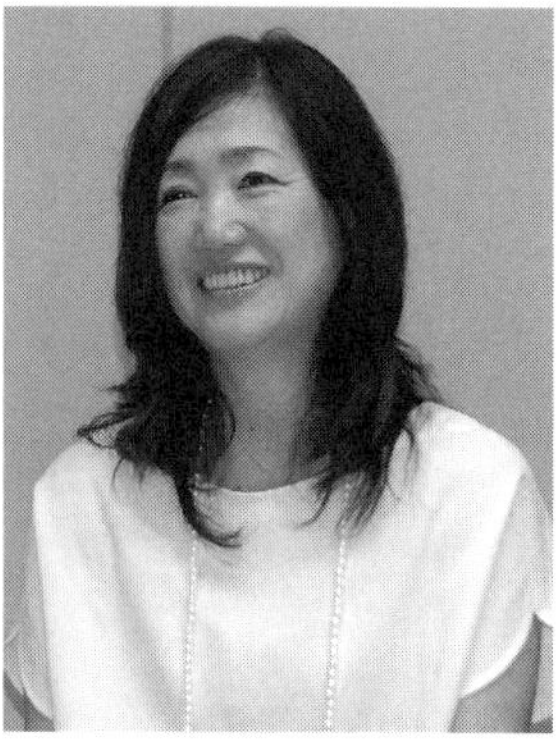

ふくしま・ふじこ　1957年（昭和32年）生まれ。静岡県出身。横浜国立大学大学院環境情報学府満期退学。医学博士。国立保健医療科学院を経て、2014年から東邦大学看護学部教授。13年一般社団法人産後ケア推進協会を創設。

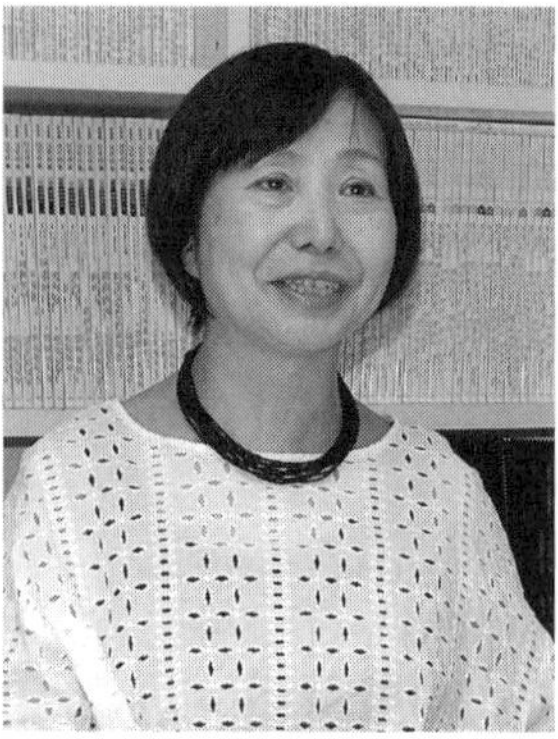

しのはら・さとこ　1958年（昭和33年）生まれ。千葉県出身。日本女子大学大学院修了後、香山アトリエを経て空間研究所主宰。2010年から日本女子大学家政学部住居学科教授。

家族でなくても助け合える「空間の仕掛け」

福島　先生にお会いできて光栄です。先生が設計・運営されている「シェアハウス」のお話をこの間、ご主人様（隈研吾氏）からうかがい、非常に興味を持ちました。

私の研究の母体は母子保健ですが、日本には助産師さんが「妊娠・出産・子育て」を地域でサポートしていた時代が長くあって、それが家族と家族、人と地域を結ぶひとつのキーだったと考えているのですが、今の時代それがなくなってしまいました。その再興をできないかと思い、ずっと研究してきたのですが、特に今は「産後」に焦点を当ててそれを考えています。それに対して、先生が研究されているシェアハウスで「縁をつくる」ことが、とても大きな示唆を与えてくれると思いました。

なぜ産後かというと、女性の社会進出が進む中で、高校受験、大学受験そして就活と続く中で、昔と比べて自分の時間を全く持てない女性が増えているのです。人生の中で自分の時間が少しあるとすると、妊娠・出産をするときで、そこで自分の生活を見つめ直せるときなのかなと思います。最初は衣食住から生活の立て直しが大事になるだろうと思っていましたが、食についてはここ15年ぐらい「食育」ということが言われ政策にもつながってきましたが、着ることと住居についてはまだまだという感じがします。こういうことをどうやって次の世代の人たちに伝えていけばいいか。「住育（じゅういく）」という言葉が相応しいかどうかわかりませんが、「住まう」ことを研究されている先生にそれをお聞きしたかったことが一つです。

それと人が生まれて育っていく「家」やその「住環境」について、お話を聞かせていただけたらと考えています。

篠原　私がシェアハウスを設計したり、運営することになったきっかけがあるんです。設計の仕事を始めたときは、日本では単身者のあり方が多様化している時期で、単身者のための住まいがワンルームだけでなく、デザイナーズマンションなどが登場していた頃でした。お金を払える人が出てきたこともあって、単身者の住まいでももう少し優れたデザインのものがあっていいのではないかと。そういう中で、各住戸のスペースやエントランスホール、ファサードがただ格好良くて、素敵なだけでいいのか？と思い始めていたのです。

そのきっかけは、大学で卒業論文の指導で、出会ったある学生でした。

この話は『住まいの境界を読む』（彰国社）という本に書いたんですが、その子はワンルームマンションに住んでいて「私は半径200メートル以内に挨拶をする人が1人もいません」と言っていて、「それはやはり変だと思う」と言うわけです。私もそうなんですが、その子も田舎の出身だから、やはり違和感を感じていたのだと思います。

こんな若い人でもそういうことは変だと思っている。みんなが必ず隣の人と仲良くならなくてはいけないこともないのですが、やはり最低限、居住圏の中で人のつながりは必要で、住宅もそういうことにもう少し関わったほうがいいのではないか、と思ったのが最初です。それから単身者居住の調査をしたり、設計をしたりする中で、家族ではないけれど助け合えるような「空間の仕掛け」のようなものができないかと考え始めました。

でも最初にシェアハウスを作ったときはやはり、少し面倒くさかったですね（笑）。不動産屋さんに頼んで一戸一戸ばらで貸した方が、オーナーにとっては収入になるし、設計者にとっても手離れが良くていいわけです。でも、いろいろ研究していると、それでは結局、ワンルームマンションの少し格好いいものを作るのと変わりないと思ったのです。それで、自分の家から近いところで、賃貸の集合住宅を設計する機会があったとき、シェアハウスを提案して、その運営にも関わることにしました。何か住まいが、もう少し人の縁を作ることに関わってもいいのでは、ということなんです。

いま福島先生の産後ケアのお話を伺って感じるのは、家族や親族、近隣の様子がかつてとは大きく変わったことです。私たちの世代は出産のときに実家に帰ると、田舎があり、親や兄弟、親戚がいて何かのときは応援に来てくれました。その中でたとえ初めての経験でも、出産、子育てを無事に行うことができました。今の人たちは逆にどうしているのかと心配になります。

コミュニティの研究をすると、子育て期を共有することが仲間意識を作る重要な機会であることがわかります。実際、私はここで仕事をしていて、上の階に住んでいますが、妹世帯もここに住んでおり、子どもたちはもう大学を卒業するような歳ですが、子育てを姉妹でシェアしてきました。と言っても、妹の負担が、かなり大きかったと思いますが（笑）。

確かに単身者がどう暮らすかも含めて、子どもを産み育てる中で住環境をもういっぺん立て直さないと、子どもは増えないのではないかと思います。

育児をする以前に「生活」の経験がない現代人

福島　われわれソフトの面の研究をずっとしてきて、それが注目されもするのですが、実はハードというか住空間そのものが大事なのでは？と、ときどき思うのです。

篠原　先生が特にフォーカスされているのは産後ですから、赤ちゃんを産んですぐの住空間、ということですか？

福島　そうです。キーワードは「母子の愛着をしっかりつけること」です。いま病院でお産しても4日で退院して家に帰されます。

篠原　たったの4日ですか。

福島　はい。しかも病院にいる間は全て「医療モデル」です。妊婦の健診に始まり、食事も検温も全てです。ここに「生活モデル」という考え方で、しっかり丁寧に指導することが大事ではないかと考えています。

今のお母さんたちの問題は、育児に戸惑うこともそうですが、その前に「生活」がないことです。それこそ自分で生活を整えることをほとんどしないまま、子どものときから勉強を続け、社会人になると都会で単身、産業社会の中に組み込まれ、男性と同じように働き、男性と出会っても生活者ではない者同士が一緒になって、子どもができて初めて「生活」を始めることになるのです。

篠原　一人のときは何とでもなりますからね。

福島　そうなんです。コンビニもこれだけあちこちにありますし。

篠原　「生活」するという部分では、確かにシェアハウスは役に立っているのかなと思います。もちろんシェアハウスでも種々のサービスを入れて、お掃除から何から全てしてくれるところもあります。ですが、シェアハウスに安く住むだけではない利点があるとすれば、自分たちで掃除をして、洗濯も、共有物の買い出しも、全て自分たちで行うことにあると思います。うちでは皆そうしています。自分たちで「生活」を「マネジメントする」ことがシェアハウスの基本なんです。

もちろんそのために、入居者同士でいろいろなコンフリクトも起きるわけですが、シェアハウスでの生活体験を若いときにするのは、そういう意味ではいいことなのだと思います。

日本の産後ケア施設第一号は「合宿所」のイメージ

福島　産後ケアには施設型を始め、いろいろな型がいくつかあるのですが、約10年前に世田谷で初めて、日本で第1号と言える産後ケアの施設を作ったのです。そこは言ってみれば、お母さんの「合宿所」なのです。出産したお母さんがそこで1週間ぐらい一緒に暮らします。そこに助産師さんがいて、お母さんの話をじっくり聞いてくれます。ある意味、おばあちゃん役であることに加えて専門的な知識をもった人が、その知識を伝えて、お母さんたちが共有していく。

篠原　その施設は退院して家に帰ってから通うところなのですか？

福島　退院してそのまま来る方もいます。そもそも行政（市区町村）の管轄の仕事なので、出産後4カ月という規定があって、その間は退院して家に帰って、しんどくなったらそこを使える仕組みです。今度、国が産後ケア施設のガイドラインを作って、1週間分は地方自治体（市区町村）から2分の1、残り2分の1は国から補助金が出るようになりました。

篠原　では世田谷区の人は出産して4日で退院したら、そこに行けばいいのですね。

福島　そうです。家に帰っても誰も見てくれる人がいないとか、夜泣きがひどくてやりきれなくなった、といったお母さんたちが来られます。

篠原　韓国などには何かとてもゴージャスな、ホテルのような産後施設があると聞きますが、そういうものもビジネスとして成り立つのですか？

福島　そうですね。世田谷の施設を作るとき、韓国や台湾にはそれよりも20年も前から産後ケアの施設がありました。韓国や中国、台湾では出産後1カ月間ぐらいの養生を非常に大事に考える風習があって、食事でもしっかりと食養生をします。それが韓国や中国の場合、お金のある人たちのビジネスモデルとして発達してきたのです。

日本でこれを行政の補助を受けて始める場合、社会的ハイリスクの人たちに手が届かないといけないし、お金に困っていない一見社会的リスクがないように見える人の中にも家族関係の大変さがあったりとか、全ての人にどうサービスを届けるかを最初に考えなくてはいけませんでした。

世田谷の場合、実際の運営コストは1泊2日で6万4０００円かかっています。それを世田谷区の住民は1割負担、６４００円で泊まれるようにしました。そのために武蔵野大学で経営をしてもらう仕組みを作り、資金は区から全額税金で賄うようにしましたところ、国でも注目せざるを得ないほど成功して、ガイドラインを作るまで来たということなんです。

日本ではいま全国各地の市町村で産後ケア事業に動き出していますが、韓国や台湾の場合、行政は一切入っていません。

篠原　ビジネスなのですね。だから比較的、富裕層の人が利用する。

福島　そうなんです。日本の場合はその両方を同時進行でやっていくことが必要ではないかと思います。日本は行政の信頼がありますし、地方ではなかなか富裕層の市場がないところもあって、行政が入ってそれぞれの地域に合った仕組みを作っていくことが一つの課題です。もちろん、産後ケアのためにわざわざ日本から韓国に行く人がいるぐらいですから、富裕層に対して民間が産後ケアのモデルを日本できちんと作ることも大事な課題だと思っています。

篠原　「こども食堂」というのがありまして、そのＮＰＯを運営している方が大学に来られてレクチャーをしてくださったのですが、子どもにきちんとした生活環境や教育を与えないことが社会にとってどれだけリスクか、というお話をなさっていたのがとても印象的でした。

自分のことを思い出しても、やっぱり産まれてすぐのお母さんってすごく不安定で、赤ちゃんがずっと泣き続けていると「どうして泣き止まないのかな」と思って不安になったり、でもおばあちゃんがいて「赤ん坊は泣くのが仕事だから」と言われるとそれだけで安心できるのです。そういう環境がないままで赤ちゃんを育てるのはなかなか大変で、そのときお母さんと赤ちゃんが受けるストレスはたぶん、その後にあまりいい影響にはならないでしょう。

だから比較的裕福な人のケアの部分は当然あっていいと思いますが、経済的にも大変なシングルマザーをサポートしたり、放っておくと虐待された親がまた子どもを虐待するような負の連鎖が起きないように、ここの大変なときを手厚くケアすることはとても大事なことですね。

中に入ってオーガナイズしてくれる存在

福島　先生のシェアハウスのお話しを聞くと、若いときから生活基盤をしっかり整えていくことが大切で、産後ケアと繋がると思いました。時間があるからやるのではなく、毎日毎日の生活の中で作られる基盤だから大事なのだと思います。

篠原　そうですね。東京にシングルマザーのためのシェアハウスというのがあって、大手の鉄道会社が運営していますが、コマーシャルベースではなかなか厳しいようです。そこを見にいったのですが、ちゃんと家賃を払える人たちが利用していましたが、それだけでは駄目なのかなと思います。そこに何かしらソフトが必要ではないかと思うのです。

子どもができると、自分の子どもが一番になって、子どもにはこういうものを食べさせたい、こういう躾をしたいと考えるので、共同のキッチンがあるのに一緒にご飯を作って食べる人はいないのだそうです。7、8組入居していましたが、オープンキッチンがあって、誰かが早く帰ってきてご飯を作っておくことがあるのかと思ったら、そういうことは全くない。それぞれ自分が作ったものを子どもに食べさせています。各階にもミニキッチンがあるので皆、次第にミニキッチンを使うようになるそうです。だからやっぱり同じ立場でない人、助産師さんやおばあちゃん役の人がオーガナイズしてあげるような、何か仕掛けがないと支え合うような関係にはならない。それでも孤立しているよりはずっとましだと思いますが。

福島　その通りなんですね。産後ケアの施設でも、何かの仕掛けを作らないと、自分たちで自ら集まろうということはあまりないですね。

世田谷の施設は、初産で35歳とか40歳の人が多くて、それは世田谷区の土地柄もあって、入ってくるのは働いている女性なので、経済的には恵まれていて、ですが子どもが生まれたからといって育児グループに入ったりすることはなくて、むしろ時間がなくて社会との接点はどんどん失われて、家と会社の往復という感じになっている人たちです。それで産後ケアに入ると、やはり最初は皆、個室を選びます。「食事は下でみんなで食べるようになっています」と言うと、「部屋に運んでもらえないんですか?」と聞く人がほとんどです（笑）。

篠原　やっぱりそうなんですね（笑）。

福島　「いくら出せばオプションでやってもらえますか」という人もいて（笑）。「そこはなくてごめんなさい」とお答えすると、しぶしぶ1階に降りてきてみんなで食べるのです。最初はお互い横を向いていても、3食一緒だし、またこれが大事なのですが、夜、ゆっくり助産師さんと向き合っておっぱいケアを受けたりしていると自然とリラックスしてきて、助産師さんから「○○さんたちはどう?」といった働きかけもあって、もう帰るときは普通に携帯番号を交換しあったり、子どものことを忘れるぐらい仲よくなっているのです。だからこれが産後のお母さんの合宿所として、大事なソーシャルキャピタルのきっかけづくり、橋渡しになると思っているんです。

個室とオープンスペースの中間的な状況を作り出す

篠原　その話を伺うと、たぶんソフトの部分で、みんなが居ることとそれをつなぐ助産師さんのような存在があることと同じように、空間にも個人の部屋があり大きな食堂があるだけではなく、やはり少しインティメートな、個室ではないけれど少しゆっくり話せたり、少人数になれる、そういう個人と集団の間ぐらいの場所を考えることが大事なのだと思います。

シェアハウスを作るとき、「1人になれるコモンスペースって重要なんです」と言われたことがありました。みんなが使うリビングがあって、階段を上がっていくと屋上に出られるのですが、みんなが大勢いるとき、ビール1本持って上がっていくと大勢とは別に2人で話をできるといった、そういう「メディア」になる空間や、助産師さんのような人が必要なのかなと今、お話を伺っていて思いました。

福島　そうですね。産後ケア施設の第2号を埼玉県の和光市で始めていますが、ここではもう少し郊外型の施設になっています。土地を広く取れることもあって、母子の福祉避難所のようなものを意識して、何かあったときには本当にサンダルで子どもを抱えて入って来られます。広い空間にミルクやおむつが置いてあり、みんなでシェアをする場所に、そういう緊急に必要なものを置いています。

篠原　ある種のオープンな感じになっているのですね。

福島　そうですね。先生が先ほどおっしゃった、個室があって、大勢が利用する広いスペースがあって、その中間的なところに、助産師や少人数が来て、出たり入ったりが結構自由になっています。

篠原　そうした個室とオープンスペースの中間的な状況を作ることは、他人同士が一緒にいるときは結構、重要なのです。

福島　病院のように、予約しないと入れないような施設ではないということが重要なんですね。

篠原　そうですね。クローズな集団でないこと、いつでもアクセスが可能ということとはとても重要でしょう。ところで、お母さんが産後ケアを受けている間、お父さんはどうしているのですか？（笑）。

福島　そうなんです。最初に産後ケア施設を作るときから、お父さんの居場所も考えていたのですが、和光の施設では上の子とお父さんは一緒に入ることができて、食事も一緒に作れます。お父さんの役割も産後ケアの大きなテーマなのです。病院だと、父親とはずっと隔離されてしまいますからね。

篠原　そうですよね。お父さんの参加も求められますね。

福島　和光の施設には、お父さんも一緒に入れて、お父さんはそこから職場にも行けるようになっています。上の子もＮＰＯの人に頼んでおけば保育園に連れていってもらえるし、また保育園から連れて帰ってもらえます。それで、和光では、ここでお産もできるようにしているのです。

病院以外のところで出産するということ

篠原　病院ではないところで出産するというは、とてもいいことですよね。私、子どもを産んでもう何年か経った40歳代のとき、婦人科の病気で入院したことがあったんです。新生児室が近くにあるので、うちのおいっ子がお見舞いに来たら、「おばちゃんの赤ちゃんはどれ？」と言うんですよ。私はたいした病気ではなかったから良かったけれど、これから手術をしようとしている大変な人と、赤ちゃんが生まれるという人が一緒の部屋にいるとどういう気持ちなのかな、ということを少し考えたりしましたね。

福島　そうなんですね。その話は結構、大事なことを衝いていますね。今、病院ではお産が少なくなっていることもあって、お産の人が混合病棟で内科や外科の患者さんと一緒にいたりしていて、ゆっくり助産師さんが関わる時間がとれないのです。これはやはり問題だなと思います。

産後ケア施設にはいろいろな型の施設がありますが、地域にある助産院や病院、それにホテルを産後ケア施設に使う例もあるんです。ただ病院も、これまでの病棟そのままではなくて、産後ケア施設としてデザインを改造することが大事ではないかと思いますね。

何か今までの病院というのは、本当に真っ白なイメージで、カーテンもベッドも全てそうですよね。清潔感を出すためだと思うのですが、何か決まりごとでもあるのですかね。

篠原 そうですよね。私は病院のデザインをやったことがないので分からないんですけれど、やはり白に対する衛生信仰みたいなものがあるのだとは思います。

福島 フィンランドには産前産後のお母さんを支える「ネウボラ」という、相談や簡単な診察ができる場所が全国各地に設けられている子育て支援の先進国なのですが、そのフィンランドでは、病院の内装もテキスタイルが中心で、本当に和むんです。日本で産後ケア施設を病院の空きベッドを使って行っていくには、素人考えですけれど、何かこれまでとは違う空間をまず演出していくことが大事ではないかと思うのです。

篠原 そうですね。病院で亡くなるのがいいことかどうかは分からないのですが、多くの人にとって病院がファイナルホームだとすると、病院こそ「家」として作るべきではないかと思ったりもします。

福島 病院を「家」や「生活」の場に改造していくことに関しては、どんな入り口があるのかなとずっと考えているのですが、いま日本では産婦人科の医師になる人が少なくなってきていて、お産ができない病院が増えているのです。
それで、空きベッドができているので、助産師さんたちに委託して産後ケア事業をそこで運営していく構想が結構できたりしているのです。ただ、それを病院の中のスタッフだけでやると、どうしても「管理」になってしまうんですね。

スタートを間違えば違う方向に行ってしまう

篠原　「生活」から離れてしまうということですね。私の弟は医師で緩和ケアに関わっているので、病を治すというより「クオリティーオブライフ」が大事という話をよく聞きます。こういう施設の建築もそのように、インテリアや居住性をより重視することを考えるようになってきているんです。産後ケアでも、これが何か、病院そのものを変えていくきっかけになるといいですね。

福島　ええ、産後ケアは、そのようなことが期待できる事業ではないかなと思っているんです。そこで先生の、「空間をシェアする」というコンセプトは、とても大事だなと思うのです。病院の病棟は、お産のときでも5人部屋のような大部屋だったりするんですが、今はみなさん、個室を求める人が増えています。それはある面、やむを得ないのかも知れません。ですが、それでも食事をする場所や、先ほど先生がおっしゃった中間的な空間を組み合わせて、何か今までにないモデルが作れたらいいなと考えています。

篠原　こういうものってたぶん、「初動」が大事で、そこを間違えると違う方向に行ってしまうのですよね。先ほどの「子ども食堂」を運営するＮＰＯの人たちは、「最初を間違えると、かえって高いお金を払うことになります」と言っていました。たとえば、教育が受けられなく、職にも就けない、それで結局、その人は生活保護に頼るようになってしまう、とかですね。

きちんと生活者として生活をし、その中で出産して、お母さんが幸せで、赤ちゃんも幸せというスタートだったら、その後の人生もうまくいきやすいような感じがするのですが、そういうことは医学的には証明されているのですか？（笑）。

福島　それが産後ケアでは大事な母子の「愛着」形成なんですね。スタートはみんな裸ですから、もうそれこそ、貧富の差も何もないわけです。しっかりおっぱいをあげて、赤ちゃんとお母さんだけが見つめ合って「かわいい」と感じる感覚。女性ホルモンはお産で胎盤がはがれた瞬間に、ストンとゼロ近くに落ちるんです。それが、赤ちゃんにおっぱいを吸わせることで、今度はオキシトシンホルモンというのが出てくるのです。

篠原 それはちょっと分かる気がします。私は子どもが生まれて、子どもの顔を見たときに、すごく幸せだなと別に思わなかったんです。お産が大変だったので。「うーん、これがおなかに入っていたのか」と（笑）。そうしたら、産科の先生からは「みんながそう思うわけじゃない」と言われましたけれど（笑）。

でも、やはりそれは授乳したりしているうちに、何かこの子のために何ができるかという気持ちになっていったように思います。不思議だなと思っていましたから、それは、女性ホルモンとは違う働きだったのかと納得しました。

福島 そうですね。それで、こういう女性ホルモンがゼロになることが起きるのは、動物の中でも人間だけなのだそうです。オキシトシンというのは、私は「母性ホルモン」だと認識しているのですが、この母性ホルモンに切り替わるまでの間は、お母さんは赤ちゃんをやはり受け付けにくいんです。だからこそ、この間をしっかり、それこそ赤ちゃんにおっぱいをあげる時間と空間を、お母さんにたっぷり与える、赤ちゃんにゆっくりおっぱいをあげてもらうことがとても大事なのだと思います。乳が出るか出ないかは問題ではなくて、赤ちゃんにおっぱいを吸わせることで、オキシトシンホルモンが出て来ていい気分になるんです。だからお産がなかなかうまくいかなかった人も、母乳でリベンジが可能なんです。

篠原　身体的にも精神的にも非常にセンシティブになるこの期間をどう過ごすかということがたぶん、とても重要なのですね。

福島　そうです。先生がおっしゃった「初動」ですね、最初のスタートがとても大事なんです。たとえば助産師さんのところでお産をしたお母さんたちというのは、それまではほかと同じようなただの若い女性であっても、妊娠期からお産を一緒に乗り越えてくれる人がいて、本当に丁寧に丁寧にサポートをされてお産できたことで、こういうことをほかの人にも経験してもらいたい、日本中のお母さんがこうだったらいいなと、そういうふうな発想になる人が多いのです。格好良く言えば社会性が育つ、ということだと思うのですが、そんな頭で考える仰々しいことではなくて、「私はこんなにハッピーだから、みんなハッピーだといいよね」みたいなことに繋がっていく一つの大きなきっかけなのだと思います。

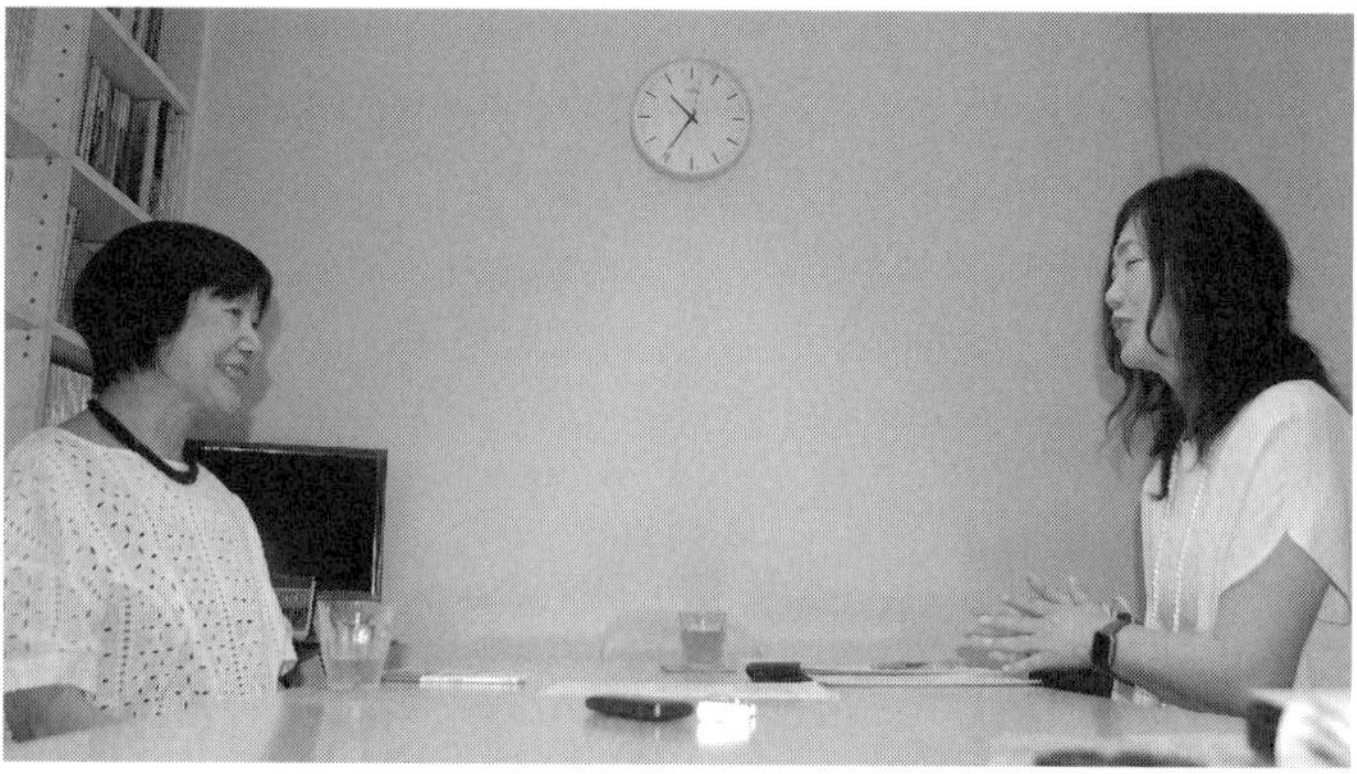

だから、これを大事にしていくにはソフトだけでは駄目で、たぶんその空間の考え方は結構、大事なのだと思うのです。

篠原　空間の問題も結構ありますよね。高齢者の施設などでは、空間の設計は個室を中心にして、しかも小さな単位を作ってユニットケアでやろうとか、ずいぶんたくさんの研究者が提案していますが、出産、産後ケアとなると、やはり医療分野のような気がして、そういう方面に強い方はおやりになるかもしれないけれど、普通に私たちのように住まいのことをやっているものにはやはり少し敷居が高いし、産後ケアのイメージにどうも、韓国のゴージャスツアーのイメージがあって、私たちの仕事ではない気もしていました。

福島　そういうイメージが定着してしまいましたね。

篠原　お金持ちの施設だからわれわれの子育てとは関係ない、というような。

福島　そうですね。子育て支援先進国のフィンランドでも、本格的な産後ケアの施設は3年前に始まったばかりなんですが、12年前に私がフィンランドを訪れたときは、今の日本と同じ、そのモデル事業をやっていたのです。どんなことをやっていたかと言うと、病院の隣のホテルのワンフロアが産後ケア施設で、病院の横に地下を掘ってそこと繋いでいるのです。病院で赤ちゃんが生まれるとすぐ、「あなたはこのまま病院で過ごしますか、それとも産後ケアに行きますか」と尋ねられます。産後ケアだと一日四〜五千円かかりますが、地下の通路をだあっと通ってホテルの産後ケア施設に行きます。そこにはお父さんが待っていて、お父さんと子どもとお母さんの3人で、3日間ですが、そこで過ごせます。

フィンランドの方式は完全に、自立への支援だと言われていて、産後ケア施設のコーナーにはナースルームがあり助産師さんたちが一応はいますが、一切、関わらないのです。かたや病院の方を選ぶと、朝6時に検温があり、いろいろな指導があり、管理の中で行われる病院型のケアです。

この産後ケア施設は、基本はホテルですから、階下にレストランもあり、そこから食事を運んできてお父さんと3人で食事ができます。何か質問があればナースルームに来て下さい、という形のケアです。

篠原　昔はコミュニティの中で出産も育児も見て育っているから、何となくそのやり方が分かっていたのでしょうけれど、そういうところで見守られながら自立していくやり方はいいかもしれませんね。

福島　そうなんです。だから、わたしは妊娠期〜子育て専用のシェアハウスをやってみたいと考えているんです（笑）。赤ちゃんが生まれる前からそこで過ごす。昔の助産院は、結構、そういう形でした。今でも助産院をやっている先生たちは、四、五床の施設で、みんなで育てるやり方をしています。始めが肝心ということですね。

お誕生日を祝い、おせちを作る「暮らし」を経験できる空間に

福島　実際の写真を見ていただくとわかりますが、世田谷の産後ケア施設では助産師さんが大きく関わっています。利用者の赤ちゃんを抱いたり、お母さんが食事中に

赤ちゃんを預かって入浴させたり、赤ちゃんと手遊びをしたり。

わたしは台湾の産後ケア施設も見てきたのですが、台湾には1カ月居られるメニューがあります。いいかどうかは別として、いかにも民間型なのは、保険会社が来て子どもための保険などの説明をしたりしています。

日本には新宿に社会的ハイリスクの人のための産前産後ケア施設があります。妊娠6カ月から産後6カ月まで、長期間居られるところで、利用者のほとんどがシングルマザーです。中にはカード破産や薬物依存の人、また堕胎したくてできなかった人などがいると聞いています。最初は合宿所のように過ごして、ここを出る前の1週間は「ステップルーム」、小さな台所とお風呂がついているワンルームに赤ちゃんと2人で過ごして、自信がついたらアパートを借りて出ていくのです。

この間に弁護士さんや専門の先生が来られ、お金の問題や心の問題など、いろいろな講座が開かれます。そうやって生活を整えてから出ていきます。こういう取り組みってとても大事だと思いますが、日本にはこういう産前産後の施設は他では聞いたことがありません。

こうした若いお母さんたちは、われわれが普通と思っている「暮らし」の経験が少なく、たとえば家庭でのクリスマスやお誕生日を祝ったりすることもなかなかないと聞きました。

篠原　まして、おせち料理を作ったこともないわけですね。

福島　そうですね。それをみんなで、お母さん役の職員さんたちとやってみる。生活のある意味の通過儀礼の意味で、体で覚えて成長していく。少しの期間ですけれど、こういう場所、施設に集まって生活する、そういう工夫が必要ではないかと思います。

今は児童福祉施設も昔とずいぶん変わっているようですが、それでも児童福祉施設で行うプランの基本はやはり、しっかり自分の服をたたんで、ここに置いて寝ないといけません、といった指導的なもので、普通の生活の中ではなかなかやっていないことを行っています。わたしはもう少し、普通の生活、暮らしを取り入れたことを施設の中でやっていきたいのです。

篠原　そうですね。普通の生活が結構、難しくなっていますよね。特に若い方は。わたしは女子大学で教えているのですが、大学にも親御さんの会があって、「どうしたら建築家になれますか」と聞かれたりします。わたしは「まずはあいさつですね」と答えています（笑）。

学生には微に入り細にわたって「そういうふうにコップは洗わない」とか、「テーブルの上にかばんを置かない」とか、「ノックする前にはコートを脱げ」とか、学生に注意しているんです。「大学を出たらこれから先、こういうことを注意する人はもういないからね。ただ『礼儀作法を知らない人だな』と思われて、付き合わなくなるか、仕事を外されるかだよ」と。だから、もう言えるだけのことは言って出そうと思っています。

福島　先生、素晴らしいですね（笑）。

篠原　人との関係を含めて、暮らしをマネジメントすること、つまり生活することなんですが、そこはあまり教育されていないですよね。

福島　そうなんですね。たぶん、看護の分野では、看護学という学問になって大学院教育まであって、どんどんアカデミックになっていく中で、そういう部分がそぎ落とされてきたことがあるのではないかと思います。看護大学院では2年間で助産師の資格を取るんですが、だから優秀な助産師は論文が書けて、英語の論文が読めるといったような方向にどんどん進んでいます。もちろんそれも大事ですが、やはり未来を作っていくためにはもっと、過去の現場、お産婆さんの時代に地域でやってきた知恵を生かしていくことも大事だと思うのです。もちろんそういうことを始めている先生も多くいらっしゃいます。

篠原　お産婆さんが活躍していた時代、その人たちが地域コミュニティーの中で持っていた力のようなものには格別なものがありましたよね。

今の時代、日常をマネジメントする力のようなものが低く見られているように感じますが、やはりこれこそが文化だということではないかと思うのです。

地域コミュニティの「ハブ」になるような産後ケア施設

篠原　わたしは基本的に実務家なので、現場主義というか、現場そのものにいますから、論文を書くときは学生にはできるだけフィールドワークに出させて実際どう使われているか、どう評価されているか、何が課題かを調べさせます。現実から離れず、それを理論化することは重要だと思いますね。

福島　産後ケア事業を最初に始めたとき、助産院を全国に増やしていく構想を考えていたんですが、妊娠・出産・子育てまでイメージしていくと、やはり生活者が自分で決める、主体性を促していくことが大事だなと。

篠原　主体性は重要ですね。

福島　はい。それで、生活のしづらさを整えて、サポートしていく中で、住まい方、暮らし方、衣食住が大事だということに気がついたんです。

世田谷区が産後ケア施設を最初に作ったたときには、まだまだわたしはそこまで考えが及ばず、建物は行政の担当の人にお任せの感じになっていました。これからはもう少し、産後ケアにはどんなものが必要で、どんな空間にしたらいいかを考える必要があるかと思います。

医療の場から地域に帰る、家に帰る、その中間のイメージを産後ケア施設の中でどう描けるか。そうすると女性の目線も大事になってくるのかなと思います。そういう中でシェアハウスのような考え方が取り込まれてくるのではと思うのです。

篠原　シェアハウスの雰囲気に近い産後ケア施設はいいかもしれませんね。ここでお母さんたちが情報交換をしたり、何か居て楽しいというか。

福島　そうですね。この間、都内のある区長とお会いしたら、都会型の産後ケア施設のモデルになる施設を作りたいとおっしゃっていました。いま、産後ケア施設は全国の市区町村事業で取り組まれ始めています。１９６０年頃、厚生省が全国各地に７００カ所ぐらい「市町村母子健康センター」を作りました。そのときは設計も全て国が同じ仕様のものを示して、病院がまだない地域でもお産をできるようにしたわけです。その現代版が産後ケア事業なのですが、今度は都会と地方とでは環境も違いますから施設、空間の作り方も違うでしょうし、利用する人たちの気質や文化も違うので、作られる施設のイメージも違ってくるのではないかと思います。ただ全国各地の人たちは本当に、何から始めていいか分からないというのが実情です。

その中で、自治体病院の改革をされている長隆さんが、「病院の空きベッドを利用すればいいのではないか」と言って、その方向から取り組んでいるところもあります。お母さんたちにとっては、病院の中にいるという安心感はありますね。もちろん市町村によっては、病院ではない形で作りたいというところも多いです。

篠原　そういう施設が地域の中に入り込んでいって、お母さんたちもそこに来て、出産を経験した人たちがお手伝いに来たり、それが地域コミュニティの「ハブ」になるような拠点のひとつになればいいですね。

福島　その通りなんです。今やらせていただいているのは全く、そこなんです。

素人ですが、いろいろな施設のイメージを持って取り組んでいます。

篠原　空間的に、家と施設の差がどこにあるか、ということですね。ただ、同じ属性の人だけが、すごく限られた目的のために集まると、やはり「施設」になってしまうかなと思うのです。

産後のケアにしても、産後の赤ちゃんを連れたお母さんもいれば、助産師さんもいる、それから時間ができたから少しお手伝いをしてあげようという人もいたり、あるいは先生のところの学生さんがお手伝いに来たりとか。

福島　はい、そこで実習しています（笑）。

篠原　もうちょっと広いスペースがあればクリスマス会をやったり、周りの卒業していった子どもたちがやって来たり、何か目的が少し広がってくると、いろいろなことができるのではないかと思います。

福島　そうですね。日本では１９６０年から１９８０年代ぐらいまでは子どもの対策に非常に力を入れていましたが、１９８０年代以降、政府の政策が高齢者対策に傾いて、子どもの方の対策が疎かになりました。いま虐待の問題が増えているのは、この時代に新しい子どもの対策に手を付けてこなかったツケではないかと思うのです。

それまで活躍していた保健師さんや助産師さんも活躍する場が少なくなり、全部、病院にその役割が課せられました。お金を持っている人がいても日本の場合、そのお金を使える施設も無いわけです。

篠原　世代の連鎖ということで言えば、アメリカでトランプ政権が登場したのは共和党が一貫して教育に対する予算を削ってきた結果だと言う人が結構いますね。つまり教育の水準が落ちて、寛容性が欠ける人が増え、そういう人たちがトランプ支持者になっているわけです。教育を受けているから、世の中にはいろいろな人がいるということが理解できるわけですから。そうでなくなると短絡的に自分を利せない世の中に不満が高まるわけです。だから教育はとても重要だと改めて思いますし、ここが始点なのだと思いますね。

福島　はい。やはりスタートを大事にすることをしないといけないのだと思って、本気で産後ケアに取り組んでいます。今日は本当にありがとうございました。

篠原　こちらこそありがとうございました。

今こそ日本型「産後ケア」センターを

東邦大学教授　福島　富士子

これからの妊産婦支援　地域・自治体・国の取り組み

産前・産後ケアの充実を求めて

平成26年（２０１４）、政府は「妊娠・出産包括支援モデル事業」の実施を決定し、各地でモデル事業が始まります。各市町村に日本型ネウボラである「子育て世代包括支援センター」の仕組みを作り、そこにコーディネーターを配置します。さらに、子育て家庭の孤立の解消を図るために相談支援を行う「産前・産後サポート事業」、退院後の母子に対して心身のケアや育児のサポート等のきめ細かい支援を行う「産後ケア事業」など、各地域の実情に合わせ、妊産婦や子育て家庭に必要な支援体制の構築を図る仕組み作りです。

これはフィンランドで実施されている子育ての包括的な支援センター（ネウボラ）を参考にした取り組みですが、日本版のネウボラとして実施されるには、「産後ケア事業」の充実や地域のＮＰＯやシニア世代による、「産前・産後サポート事業」を加えた2事業を確実に実施していくことが重要です。本稿では、日本版ネウボラ、産前・産後サポート事業については概説し、産後ケアを中心にお話していきたいと思います。

■日本版ネウボラ

フィンランドのネウボラをモデルとした日本版ネウボラである「子育て世代包括支援センター」に「コーディネーター」として、保健師、助産師等を配置し、妊娠届時、母子手帳の交付時からすべての妊婦に個別にアドバイスを行う仕組みです。

妊娠の始めから出産、退院後の生活を考慮して個別のケアプランを立て、援助の方向性を示し、さらに母親たちのグループを紹介するなど、母親自身のセルフケアを高めていくことを目指すものです。妊娠中から産後の支援者について、時には、保育園入所等についても話し合い、継続的に支援を行っていきます。情報や知識を提供することはもちろんですが、退院後の仲間作りや悩み・不安の解消を図る機会を設け、退院後にスムーズな生活が送れるように、困ったときには自ら解決できるように支援を行うことを目指しています。そして、それらが安定した状態での子育てを可能にし、

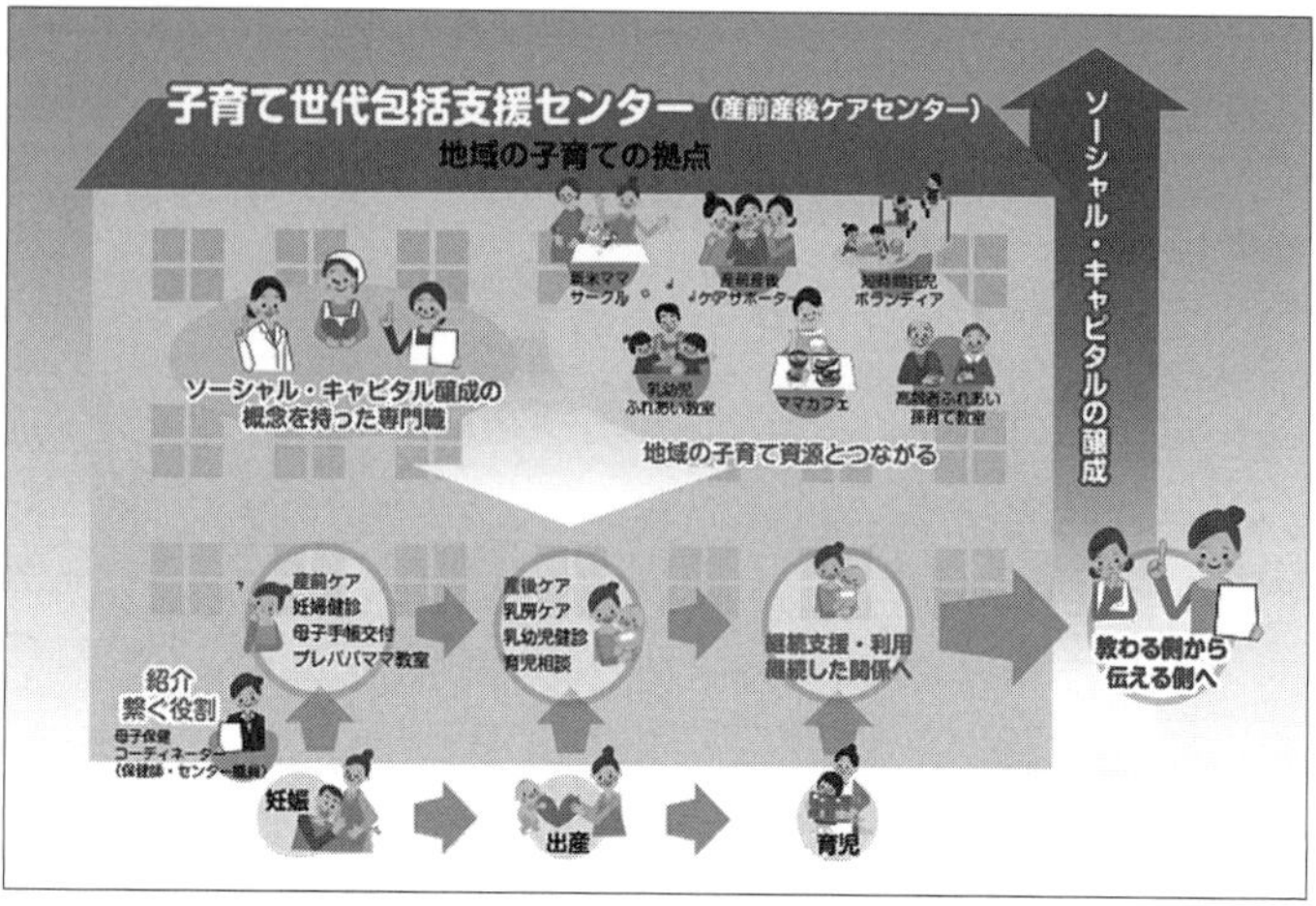

夫婦、親子の絆を深めることにつながるという考え方をもとに展開されます。

すでに前記のような取り組みが、各地でモデル事業として始まり、産前・産後ケアから始まる「子育て世代包括支援センター」が開設されています。これは前述の通り、フィンランドで実施されている子育ての包括的な支援センター（ネウボラ）を参考にした取り組みですが、日本版のネウボラとして実施されるには、産後ケアの充実や地域のNPOやシニア世代による、産前・産後サポート事業を加えた3事業とのタイアップで実施していくことが重要です。

■産前・産後サポート事業

妊娠期の孤独、子育て不安の解消、孤立を防ぐ目的として産前・産後サポーターの存在も大事です。妊娠期から子育て仲間の輪を作り、女性を包括的に支援することが本来の意味での産前・産後ケアです。現在の母子保健事業では、十分でないと考えており、既存のサービスや事業をさらに活用するために見直すことや、展開方法を変えるなど、地域における子育て家庭を支援する仕掛け作りが今なお求められています。医師、助産師、保健師、保育士、栄養士、心理士などの専門職、産前・産後サポーターとなる愛育班員、産後ドゥーラ・育児支援サポーター等の様々な職種が専門性を生かし、協働し、地域の子育て家庭を支援する、ホスピタリティと見守るシステムが新しい家族への重要な支援となります。

■産後ケア

産後ケアの狙いの一つ目は、産後の母親の心身の回復と良好な母子の愛着形成です。

産後直後は両親と新生児の大事な出会いの場ですが、母親は出産後のホルモンの劇的な低下により、疲労と精神的に不安定な状態にあるといわれています。一方、子どもにとっては、人生の心理的健康を決定しうるといわれる、「愛着」を形成する上で最も大事な時期で、この親子関係の質が個人の長期的な社会的・心理的健康を本質的に決定づけるものになるといわれています。つまり、産後ケアは、この大事な時期に、母親となった女性の心身を癒し、親子の愛着形成と、親としての自立を促し、社会復帰への援助を行う支援です。

二つ目の狙いは、実家のような機能です。たとえば助産院での産後ケアでは、そのような先人の知恵を伝えて、母親になる自覚を促し、その具体的なやり方を提示してきました。個々のお母さんの状況に合わせて、全てのお母さんを受け止めてあげる。例えば、食事のほとんどは外食だったという母親には、「ご飯を炊いて、お味噌汁を作る」という基本的な生活の送り方を、お母さんたちに今からやっていきましょう、ということから始めます。実は産後ケアではこういうことが非常に大事なことなのです。

産後ケアの先進国と言われるフィンランドの事例をお話します。今から2~3年前、タンペレ大学病院が、地下道を通じて隣にペイシェントホテルを作り、そのワンフロアに産後ケアセンターを設けました。病院で出産した後、「このままあなたはここで過ごしますか？　それとも産後ケアセンターに移りますか？」と尋ね、どちらかを選べるようになっています。産後ケアを選んだ場合、「ペイシェントホテル」内の産後ケアセンターに移ります。このコーナーには一応、看護師さん、助産師さんが常駐していますが、指導的なことは一切せず、検温なども特にしません。家族３人で過ごして下さいと言われ、３日間、ここで過ごせます。フィンランドはこれまで、産後の「癒やし」ということにずっと力を入れてきました。ところがここ１～２年で、特に産後お母さんがどうやって普通の生活を始められるか、ということを中心にして力を入れているのです。

ここで重要なのは「家族の自立」ということです。家に戻って自分たちだけで普通に生活ができるような訓練をここで行う、ということです。

日本では、出産年齢が近年だんだんと高くなり出産時のリスクが高くなっていますし、また例えば糖尿病など出産には難しい病気を抱えている人でも無事に出産することができるようになってきているので、病院や産科クリニックで出産することは重要なことには違いありません。近年、出産後4日ぐらい経つと退院し、いきなりポンと自宅に戻ります、あまりにもその後の生活との落差が大きいのです。

家に戻ってから、どんな住まいで赤ちゃんを育てたらいいのか、どんなものを赤ちゃんに食べさせ、どんな服を着せたらいいのか。そういったことに対するお母さんの不安に対して、「赤ちゃんとの生活のスタート」を支援することが重要です。

3つ目の狙い、それは親子関係の振り返りや、夫婦関係の再構築や再調整、そしてさらに広げた地域への関わりを意識した生活のスタートを支援することと考えています。このような、女性が社会へ再適応していく産後ケアの考え方は、カナダでは1980年代から提唱されており産後ケアは訪問型で実施されています・産後は1年間程度のケアが必要だと言われており、1年間支援を受けることが出来ています。

さらに、産後ケアというと、日本ではハイリスクの人を対象にしたモデルになってしまいがちで、「何か問題がある人」を対象としたものと考えられることもあります。また、台湾や韓国で行われている産後ケアは、すべて民間で行われ、主なターゲットが富裕層です。これから日本で広めていこうとしているのは、ポピュレーションアプローチでの産後ケアという考え方です。何気なく普通にお産をされたお母さんの中にも実は秘められた問題を抱えている人がいるということ、もっと言うと出産するすべてのお母さんたちも一つ間違えれば誰でもリスクを抱える可能性を持っているということです。全てのお母さんに声をかけ、必要を訴えている人には手を差し伸べていくことができる態勢を整えていきたい、そのような全ての母親を対象とした産後ケアです。

今こそ日本型「産後ケア」センターを

韓国、台湾等の産後ケアがマスコミ等で取り上げられるたび、なぜ日本には産後ケアセンターが今までなかったのかと問われます。日本で産後ケアが定着しなかった大きな理由には、日本では古くから里帰り分娩が主流であり、加えて助産院が産後ケアセンターの役割を担い、また地域には保健師がいて、家庭訪問を充分行ってきた歴史があるからではないかと答えています。

また、若い方々は存在を御存じないかもしれませんが、国は昭和32年に母子保健政策として市町村に宿泊型助産施設である市町村母子健康センターを設置した歴史があります。しかし、その施設は業務の内容を変更しながら昭和54年にはほとんどが閉鎖し、平成23年にはセンターを支えていた連合会も解散してしまいました。現存しているる市町村母子保健センターはこの流れですが、助産機能はありません。時代の流れとはいえ、とても残念な結果になりました。今、この施設が各市町村に従来の形で現存していたら、震災の時に、母子の福祉避難所として有効に活用され、助産師が活躍できたかもしれないと、つい最近、東北の助産師さん達と話をしたこともあります。

今でも母子健康センターの設置法令である、母子保健法22条は存在しています。ハイリスク以外の産後ケアは，母子保健法第22条にのっとり、各自治体の状況に合わせて、公設または半官半民等の形による新しい母子健康センターとして「産後ケアセンター」を開設する方向での実現も可能であると考えます。

時代の流れとともに、母子を取り巻く環境も変わってきました。今こそ、日本の妊娠・出産・子育て事情に適した支援や支援を受かられる施設が求められていると考えております。出産後すぐの時期は、前述の通り、母子にとって非常に重要な時期です。

最初の時期をいかに過ごすか、どのようなケアを受けるかにより、その後の育児も大きく変わってくると認識しております。地域には医療施設だけではなく、産後の生活から子育てに向かってスムーズに移行することをサポートする生活サポートの施設が必要でしょう。

「ゆっくり話を聞き、手当てする人の存在」「赤ちゃんを安心して預けてしっかり眠る」「24時間相談できる」「宿泊も可能」「住んでいる地域でつながることの安心」を得られるように支援することは産後の母親にとってとても重要であり、健康な子育てが出来る支えとなっています。これは高齢者ではすでに存在する小規模多機能施設の母子版という見方もあります。今後は母子保健という枠を超えて地域での必要性や目的に応じた世代間交流多機能宿泊型施設を創設することも可能かもしれません。すでに、香川県高松市にある「いのちの応援舎ぼっこ助産院」はこの形を実現されています。この形は日本人の戦前の普通の暮らし、大家族、地域のあり様です。その暮らしの中に、虐待を防止する要素があるのかもしれません。

繰り返しになりますが、母親の産後の身体のケアや母子への支援に加えて、子どもがいる夫婦の関係性や、自分の親との関係性を見直すことや、さらに広げて地域との関わりを意識して、これからの生活をより良いものにしていく支援をすることまでが産後ケアと考えています。

各地の『産後ケア』センター

現在、行政が独自で宿泊型産後ケア施設を持っているところは世田谷区の武蔵野大学付属産後ケアセンター、わこう産前産後ケアセンター、山梨県笛吹市にある産後ケアセンター、等があります。従来の産褥《さんじょく》サポート事業を行っている市町村もあり、横浜市はモデル事業として助産院を活用した形で産後ケアを提供しています。いくつか実際の事例を挙げてみたいと思います。

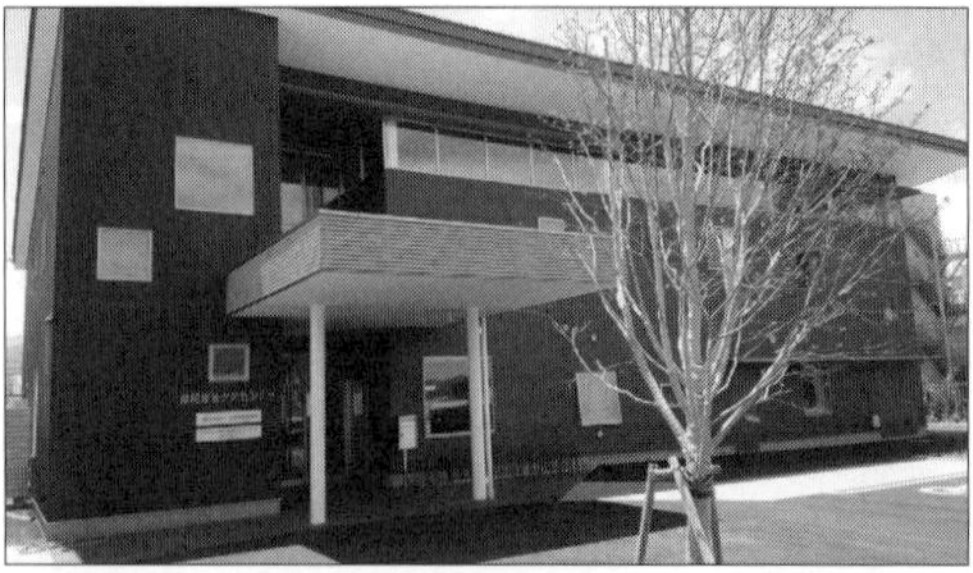

山梨県笛吹市にある健康科学大学産前産後ケアセンター ママの里

さきがけ「世田谷産後ケアセンター」と「わこう産前産後ケアセンター」

平成19年、世田谷区桜新町の「世田谷産後ケアセンター」を研究モデル事業として立ち上げに協力しました。病院では病院のスケジュールで決められた中にお母さんがいますが、産後ケアセンターでは、お母さん1人ずつのスケジュールに合わせてケアを提供していきます。初年度の利用者へのアンケート結果からは、「ゆっくり休養ができた」「ゆっくり話を聞いてくれた」といった回答がみられ、対象者が中心のケアが提供されています。

また、同施設では、一階の食堂でみんなと一緒に食事をすることにしており、これは世田谷区の仲間作りのスタートです。最近のお母さんたちはみんな、病院でも個室を希望し、食事も各自が部屋で食べることを望みます。退院してからも地域に帰って集団の子育てグループに入ることも少なくなっています。理由を聞けば、産後すぐに社会復帰するので地域の子育てグループには入らないという方もいらっしゃいました。そのような状況の中、産後ケアセンターでは、あえてみんなでご飯を食べる仕組みを作り、自然につながることを目指しました。ある意味、お母さんたちの合宿プログラムです。こうして地域の中にお母さんたちがつながっていく仕組みを作っています。

このセンターの目的は、あくまでケアを受けることにあります。ですがこのように、自然にご飯を一緒に食べることを通してフェース・トゥ・フェースで人とつながることの楽しさをお母さんがたは実感されていました。これは実は、産後ケアにとって大事な要素の一つだとわたしは考えています。その後、開始して1年後に調査を行いましたが、利用されたお母さんたちの中からは、ゆっくり休養ができたという声（83・1％）、育児不安の相談ができた・育児技術を教わったなど受容される体験を得られたという声（62・3％）、授乳ケアを受けられ授乳がうまくいったという声（45・3％）が聞かれました。

2番目は埼玉県和光市の「わこう産前産後ケアセンター」（わこう助産院）です。世田谷と比べて、より郊外型の施設で、敷地も大きく取っています。その後、このセンターでは和光市が「こんにちは赤ちゃん」事業を委託したり、ここで「ママの防災講座」などを開いたりしており、和光市からは「災害時母子福祉避難所」に認定されています。今では「子育て世代包括ケアセンター（日本版ネウボラ）」の看板も貰っており、「母子健康手帳」の交付もここで行っています。

母子健康手帳は公的文書なので、これまでは行政の窓口でなくては交付していなかったものです。委託先の民間施設で母子健康手帳の交付をするのは、全国的に見てもここが最初でした。

公的病院とホテルが手を組んだ浦安の産後ケア事業

千葉県浦安市の産後ケア事業では、市内の公的病院の産科病棟個室（東京ベイ・浦安市川医療センター）を利用して宿泊型のサービスを提供しています。いま全国の自治体病院では空床率をどう下げるかでいろいろな改革が進められていますが、病院の空き病床を利用したこの取り組みは、それに対する一つの手本を示すものとして注目されることになるのではないかと思います。

医療機関内で産後ケアが行われる場合、産褥医療の延長になりうることがあります。病院にとって産後ケアの取り組みは、これまでの産褥期医療の延長とは違う仕事になると考えられます。というのは、病院で取り組むものはこれまで、全てが「医療モデル」に基づく管理・指導の仕事になっているからです。例えば朝6時に起きて、検温から始まり、食事の内容から何から全て、患者さんに対する管理・指導が行われることもあり、産後ケアに馴染むのか懸念される点もありました。

しかし、浦安市の産後ケア事業では、「生活モデル」を非常に大切にし、生活者であるお母さんと赤ちゃんが主人公で自分のためのケアプランを助産師と立てていきます。家では何時に起床するかも家族によって違っていますから家ではどう過ごしたらいいかを考えて、自分で生活を整えることを補助するケアプランを考えていくやり方です。繰り返しになりますが、浦安の産後ケアの特徴は、「生活モデル」に注目している点です。

産後ケア事業の基本は主体性を支援することだと考えています。つまり、これまでの管理・指導型の医療モデルではなく生活モデルという考え方です。もちろん出産後のお母さんによっては医療が必要な人もいます。例えば、産後鬱などに罹っている人などや、何かほかの病気を抱えてる人、出産自体の経過が悪くて医療が必要な人などです。

しかし普通に出産を終えた人、時に何かのリスクがある母親であっても、医療に加えて「生活モデル」での対応が必要だと考えます。病院の空き病床を使ってどこまでこういうことができるか。ここは難しいところではないかと思われますが、病院の空き病床を利用して産後ケアを行う場合も医療モデルから生活モデルへの転換を意識して展開することが、日本型の産後ケアには重要であると考えます。

母子保健の充実を図る切れ目のない妊娠出産支援

浦安市の産後ケアでは、デイケアサービスを利用する場合、東京ディズニーランドを経営するオリエンタルランドのホテルのスペシャルルームを利用しています。そこに助産師が産後ケアに出向き、体調の確認や産後の回復状態などを確認します。これが非常に大好評を得ています。

専用の「ママサロン」で午前11時までにチェックインした後、助産師と一緒にゆっくりした雰囲気の中で体調を整え、本日のケアプラン、すなわちその日の午後3時まで何をするかのケアプランと、家に帰ってからのケアプランを考えます。家に帰ってからの生活において、ここで作られたケアプランが非常に大事になります。

食事をして全てのプランを終えて午後3時には家に帰ります。ここの食事はすべてホテルが産後に適したメニューで提供しています。

浦安市で展開されているようなホテル型の産後ケアサービスなど、行政（地方自治体）からどれぐらい補助を出せるか。国（厚生労働省）からそれらに関するガイドラインが2017年8月に出されました（本書73頁〜資料参照）。政府は今、おおよそ一週間分の産後ケアの費用を公費で賄う方向です。既存病院の空き病床を利用するやり方もそのなかに含まれています。

ようやく国が出産を取り巻く状況に政策を打ち出しました。

内閣府の少子化対策は妊娠期から一貫した母子保健対策を考え、その中に「産後ケア」の重要性を取り上げ、政策として展開していく方針を出しております。5年計画で、妊娠・出産・子育て支援に予算を付けていますが、現在、その実施率はまだ13％程度です。各地域の行政ももっと積極的に動くことが必要です。過去には21年〜22年度に出された宿泊型妊産婦支援センターの補助金が手あげする自治体がなく2年間で打ち切られた経緯があります。その状況が再度起きないために、産後ケアに関係するすべての職種が母親、家族とともに行政と手を組み、政策の実現に繋げていきたいと考えています。

それぞれの地域の利用できる資源、文化や生活の特徴を活かし、地域に見合った形で産前産後ケアを展開していくことが求められています。

旧来の母子健康センターは、分娩も取り扱っていました今後のシステムの中では、助産部門と保健指導部門のそれぞれの必要性と機能については、そこの地域に住む住民の方々のニーズをもとに関係者と行政が検討し、設置を決定していけばよいと考えます。例えば、出産施設が多い世田谷区は、助産部門は他機関にゆだね、産後ケアセンターは母乳ケア等、産後のケアを中心に担う施設として開設されました。また産後は産前からが重要であるわけですから産前産後ケアセンター施設の設置も考えられます。あえて産後ケアとうたっているのは政策として取り上げるには重点課題を明確にしていく方が有利だと考えたからです。国はこの母子保健法22条を２０１６年６月に子育て世代包括支援センターと改訂し、母子保健全体を包括する機能を持たせるとしています。

「産後ケア」を広げるために

妊娠・出産・子育て支援の予算の消化率が低い理由は、行政が取ったアンケート調査から読み取れます。「産後ケア」に関して、「必要ない」と答えるお母さんたちがまだまだ多いからです。「必要」と答える人は2割程度です。この調査は今から5～10年ぐらい前のものなので、そもそも「産後ケア」とはどんなものか、何をしてくれるのかという情報がほとんど伝わっていなかったこともあるでしょう。つまり、自分で良く理解していないものに当時、5千円を払う人はあまりいなかったということです。

だからこそ、産後ケア施設というのはこういうところで、利用してもらうとこんないいことがある、ということをもっと多くの、これからお母さん、お父さんになる人たちに知ってもらうことが重要です。

まずはより多くの人に産後ケア施設に来てもらうためのイメージ戦略も必要でしょう。その場合、産後ケア施設は困った人が使うところだというイメージを作らないことが大事です。そのために民間の人たちの知恵も必要です。

人生の中で何回も経験しない出産をして、産後は本当に自分自身をもう一回、リプロダクトする、そのための場所が産後ケア施設です。

出産したら、どんな人でも気軽に利用できるところであり、その後の暮らしを支えていくきっかけとなり、そこで人との関係が作られ、社会関係が築かれる。究極のところは、それがまちづくりに繋がっていくことになるのです。そういう場所にしていくことが大事だと考えています。

さいごに

女性が「出産」という人生の節目に、自分の身体や心、ひいては人生に向き合うことで、豊かなパートナーシップや子育て、市民の地域社会への貢献、ワークライフバランスなど、今の日本に欠けているものを、自然に実現できる可能性が開けると考えています。人にやさしくされた人は、今度は次の人にそのやさしさを伝えていくことが出来るでしょう。

妊娠から子育てまでの長い道のりの間、母子と家族が活き活きと自分の可能性を広げ、育っていくための条件として、人と人の信頼に結ばれた社会をいかに創り出していくか、その源を産前・産後ケアから創ることが大事なのではないでしょうか。

全ての生活者は地域の中で、暮らし、生きています。地域における切れ目ない妊娠・出産支援の強化を図るこの政策は、子育て世代を支えるすべての関係者が地域の中で連携し、ケアチームを作り、新しい家族を支えていくために、本来の力を発揮する大きなチャンスだと考えます。

目で見る産後ケア（資料編）

東邦大学教授　福島　富士子

■良好な母子の愛着形成を促進する支援

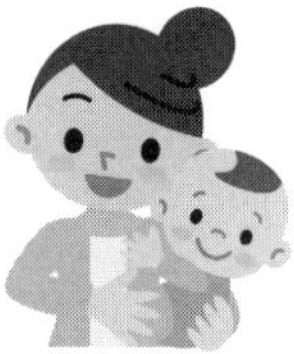

母親側

出産後**ホルモン**の劇的な低下
心身ともに疲労　育児不安

子ども側

人生の心理的健康を決定しうる重要な時期
愛着を形成する上でも最も大事な時期

【 **親子関係の質が個人の長期的で社会的・心理的健康を本質的に決定づけるものである。** 】

■女性のライフサイクルにおける健康の節目

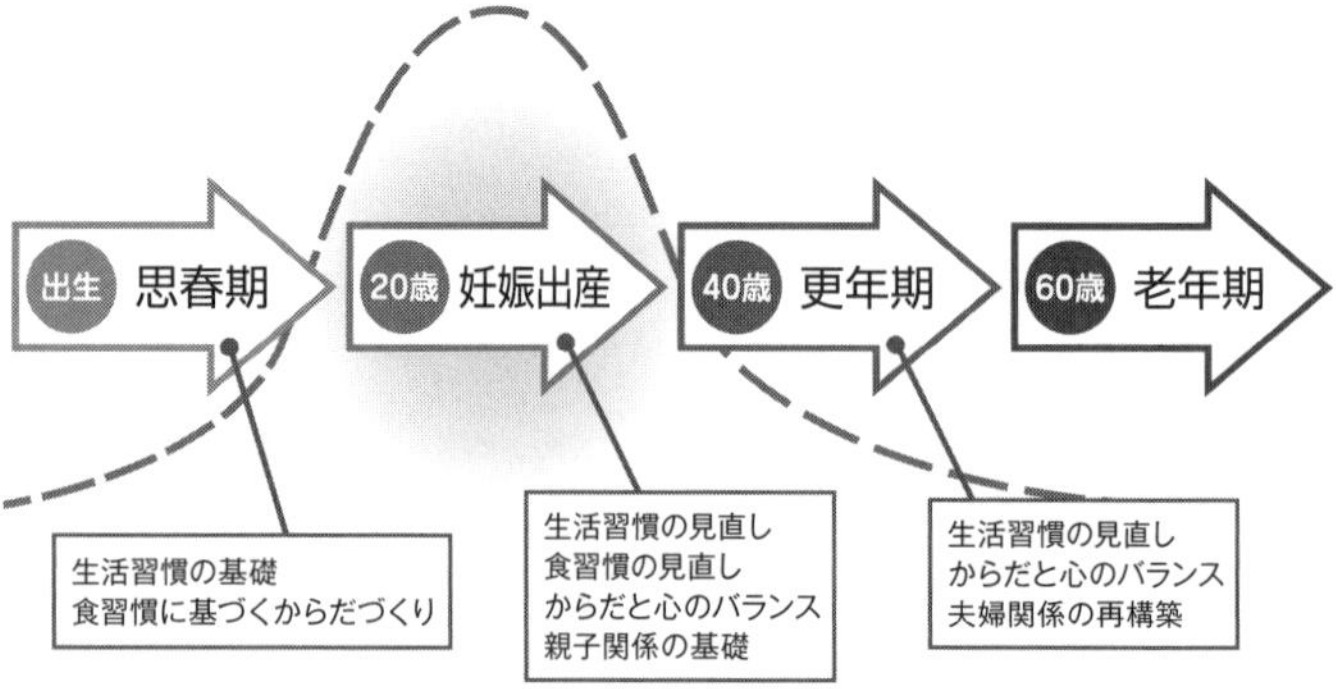

【 **ホルモンの変化（不安定）→節目（生活の見直し）特に、妊娠・出産の時期はもっとも重要な時期** 】

■出産のための入院期間の短期化

・約9割が6日以内に退院等年々入院期間が短縮
・十分な育児技術指導を受けずに退院する傾向

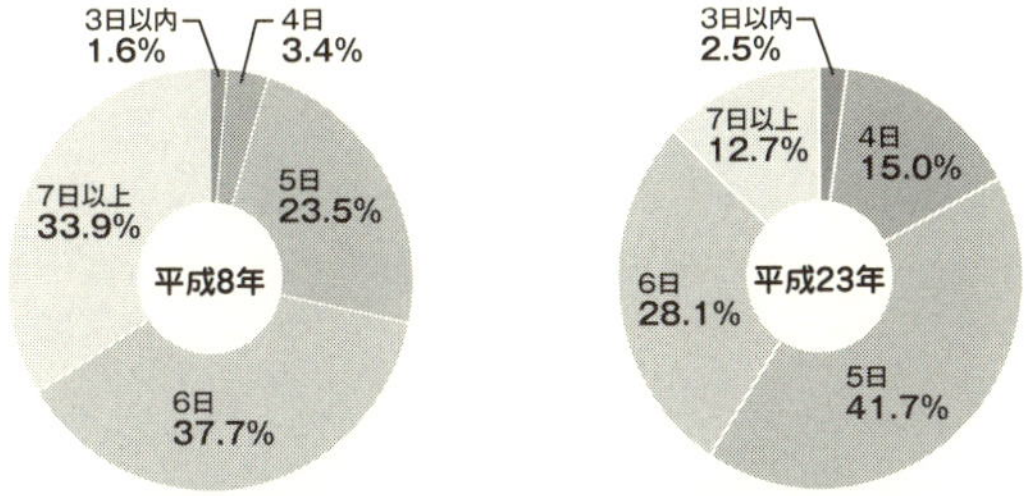

	3日以内	4日	5日	6日	7日以上
平成23年	2.5%	15.0%	41.7%	28.1%	12.7%
平成20年	2.8%	15.4%	38.0%	27.8%	16.1%
平成17年	2.9%	10.2%	35.2%	31.2%	20.5%
平成14年	1.7%	9.5%	30.8%	33.5%	24.5%
平成11年	1.4%	8.5%	28.7%	33.1%	28.3%
平成8年	1.6%	3.4%	23.5%	37.7%	33.9%

※厚生労働省による平成8年～平成23年の患者調査より健康増進課が作成
出所：平成25年　山梨県「新たな産後育児支援の在り方検討委員会資料

■「産後ケア」各期のプログラム

分娩直後～4・5日	6日目～2か月	2か月～4か月	5か月～6か月	7か月～1年
急性期	ケア集中期	移行期	自立支援期	継続支援期
病産院・助産所	**宿泊型産後ケアセンター7日間** 助産師訪問ケア 新生児訪問 2週間健診 1か月健診	**デイケア ショートステイ** 乳児家庭全戸訪問 助産師・保健師訪問ケア 出産休暇終了 職場復帰（8W）	**デイケア ショートステイ** 育児サークル 乳児一時預かり 各種プログラムへの参加	ママカフェ 育児サークル 乳児一時預かり 各種プログラムへの参加 育児休暇終了 職場復帰（1年）

世田谷区産後ケアセンター

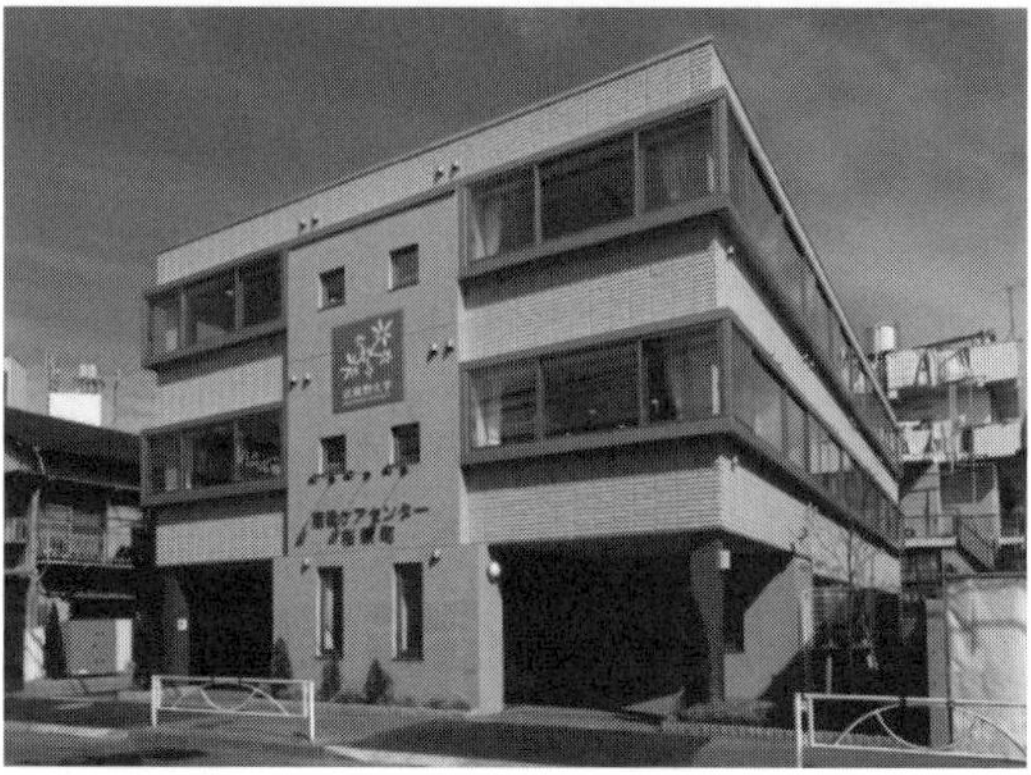

[平成19年設立]

利用者アンケートから

①休養

ゆっくり食事ができた・ゆっくり休めた：**83.1%**

②受容される体験

育児技術を教わった・育児不安の相談ができた：**62.3%**

③授乳がうまくいくこと

乳房ケアが受けられた：**45.3%**

④ ①②③を通しての人と人との交流

みんなと食べるご飯
一人ぼっちではない!!

「フェイス・トゥ・フェイス」の関係の中で人との信頼関係を構築

【地域の子育て支援資源とつながり、利用者が地域に帰っていく際の橋渡しの機能を持たせる】

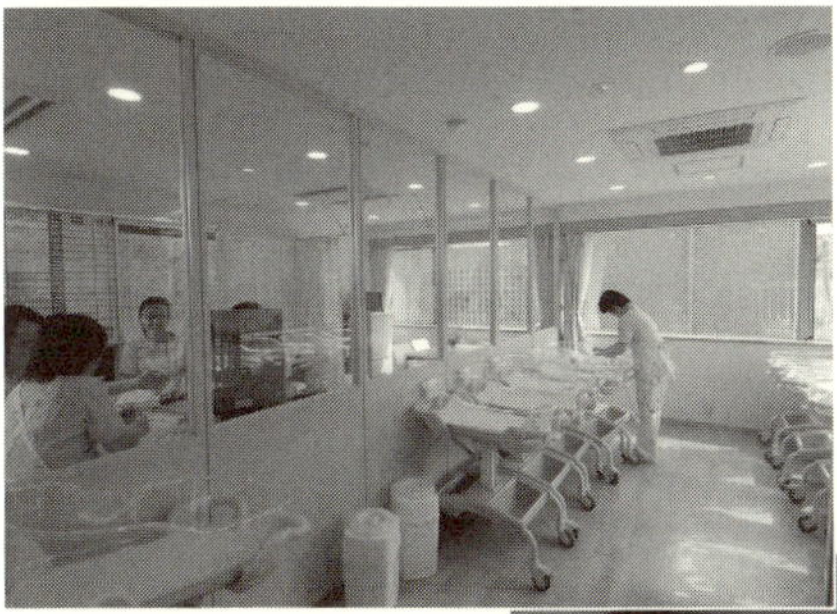

2F 乳児室

居室（家族室）

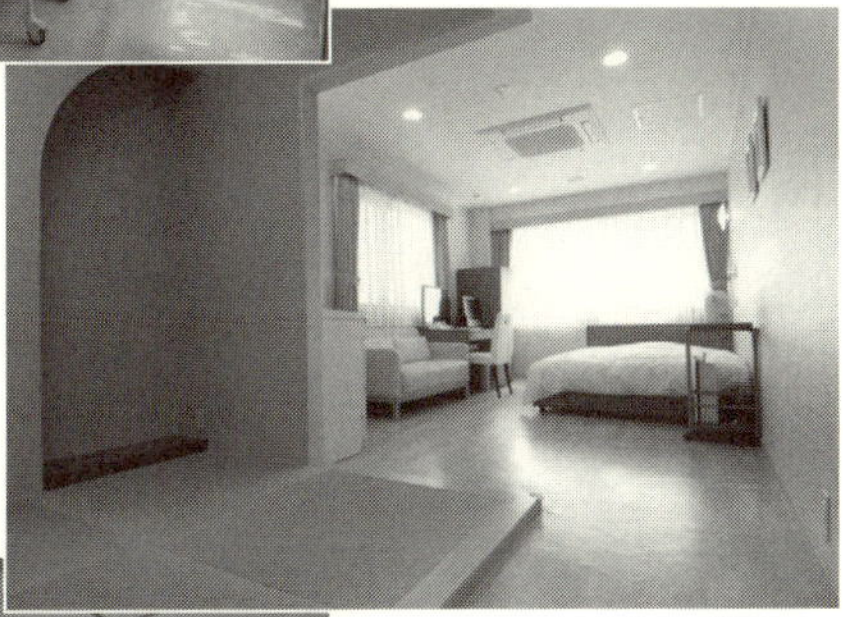

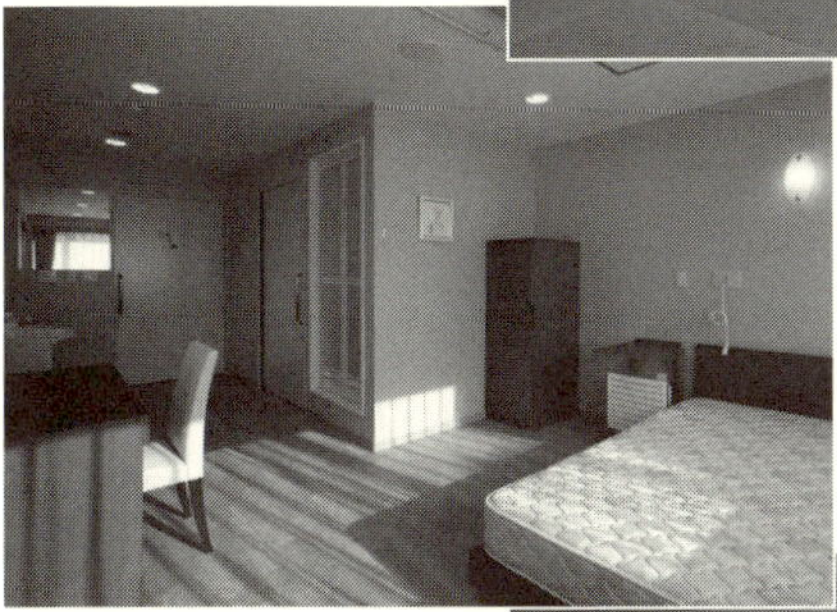

居室（洋室）

フロア・館内設備

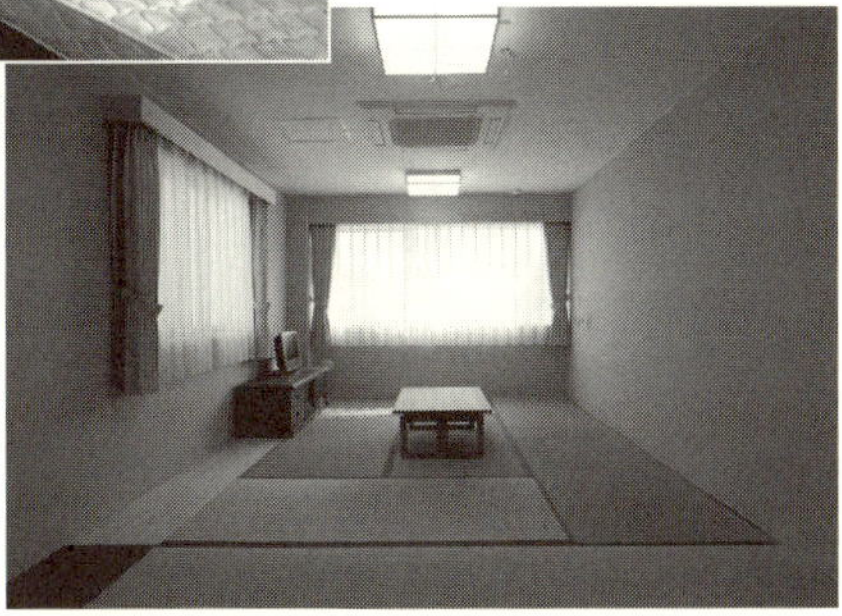

わこう産前産後ケアセンター

【和光市におけるモデル事業】

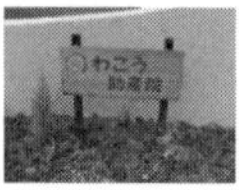

産前産後ケアセンター（わこう助産院）設立

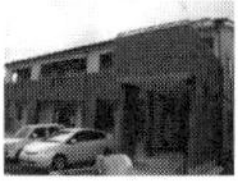

↑

研究分担・協力者

国立保健医療科学院 ⟷ 和光市保健センター ⟷ 日本助産師会

ステークホルダー（関係者）のコーディネータ
NPO法人こども・みらい・わこう

住　民

CBPR和光モデル

【妊産婦ケアセンターによるSC形成活動】

【わこう助産院の実績】

乳房ケア外来…………280件
入院ケア……………………25件（H23.3~H23.10）

和光市から家庭訪問事業の委託……443件
（H24.4~H24.10）

毎月の母親たちのイベント開催
（料理教室、災害時セミナーなど）

子育てNPO・行政保健師との共同勉強会

災害時福祉避難所の指定

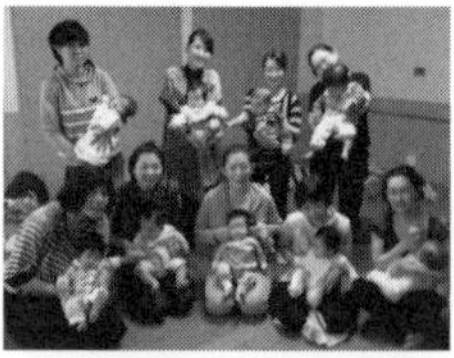

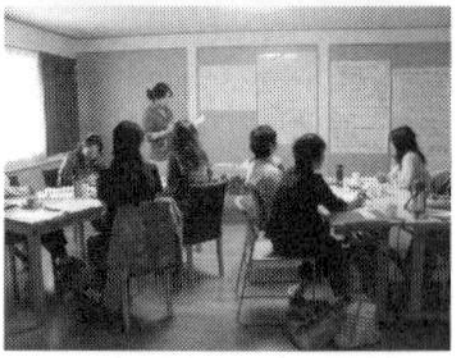

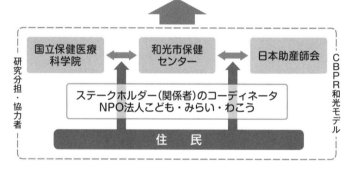

↑

住民および利用者へのアンケート・ヒアリング調査の分析中

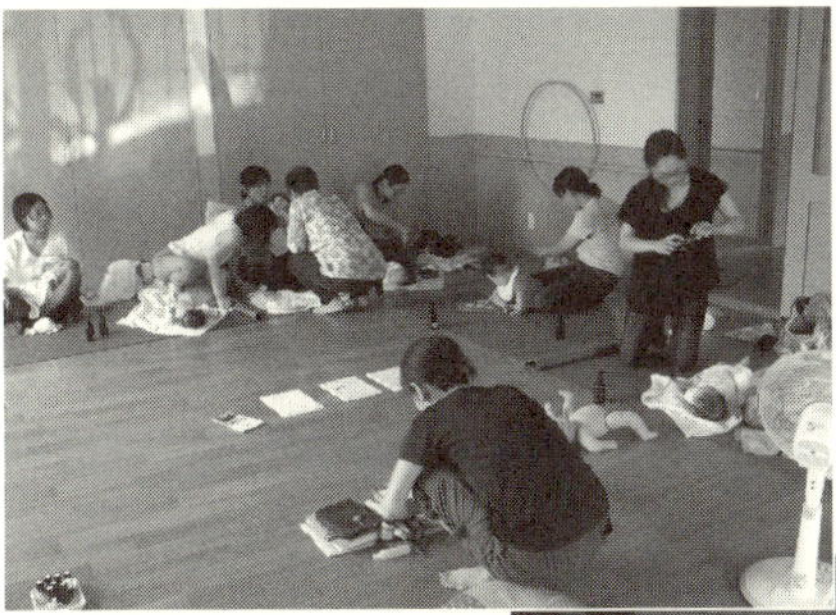

ベビーマッサージ教室

ママのお料理教室

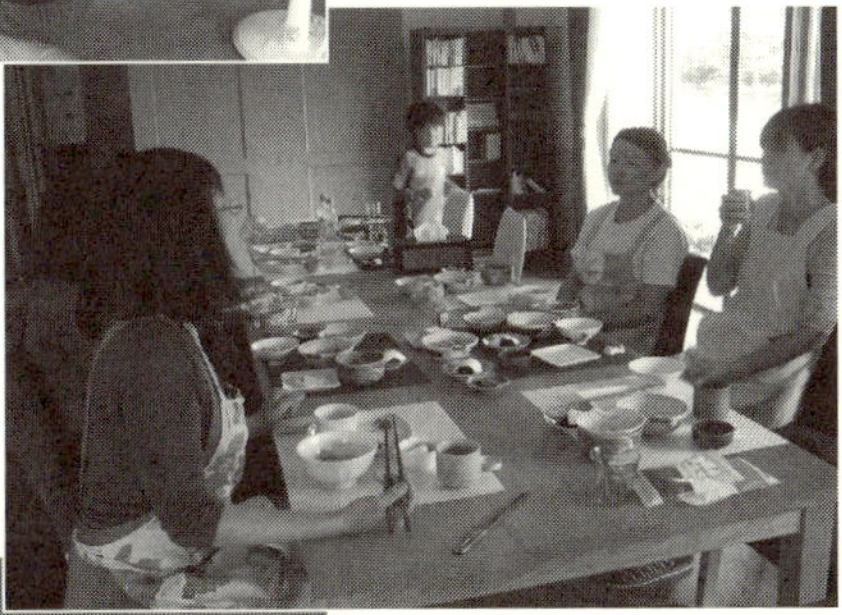

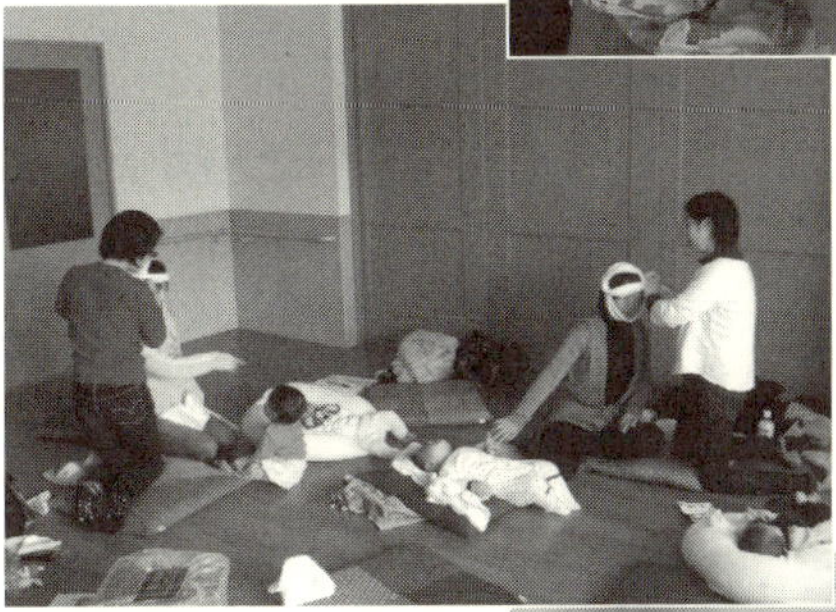

ママの防災講座

地域のこそだてNPOが主催した
「ホームスタート」研修会

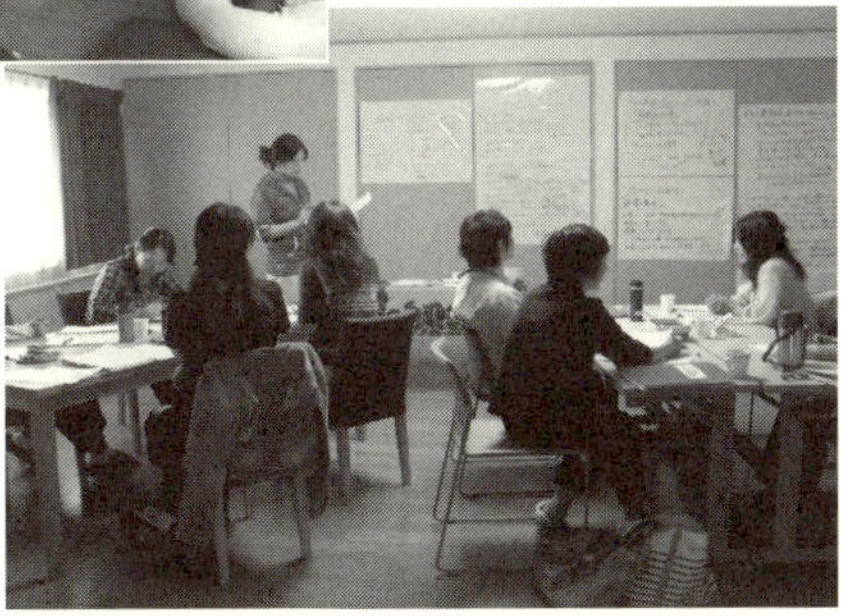

順天堂大学医学部附属浦安病院・宿泊型産後ケア

行っているケアの内容

- 健康診査
- 乳房管理
- 育児支援
- 養育相談
- 足浴
- アロマセラピー
- 産褥体操

個室

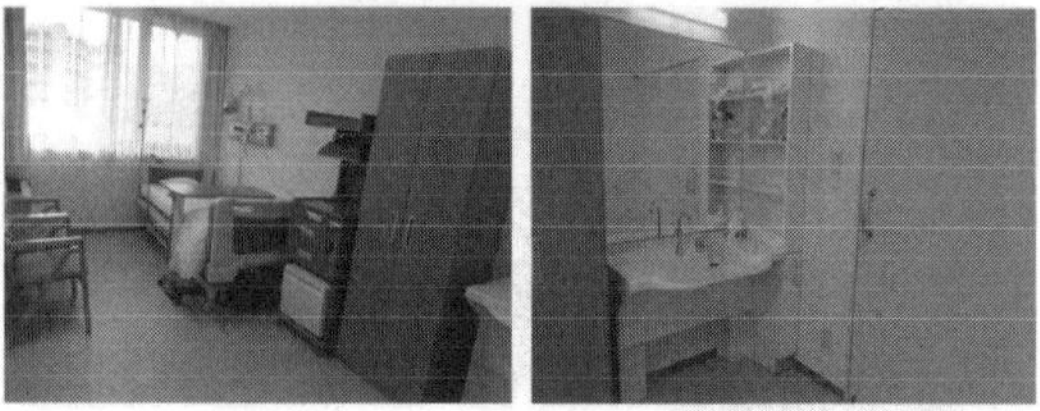

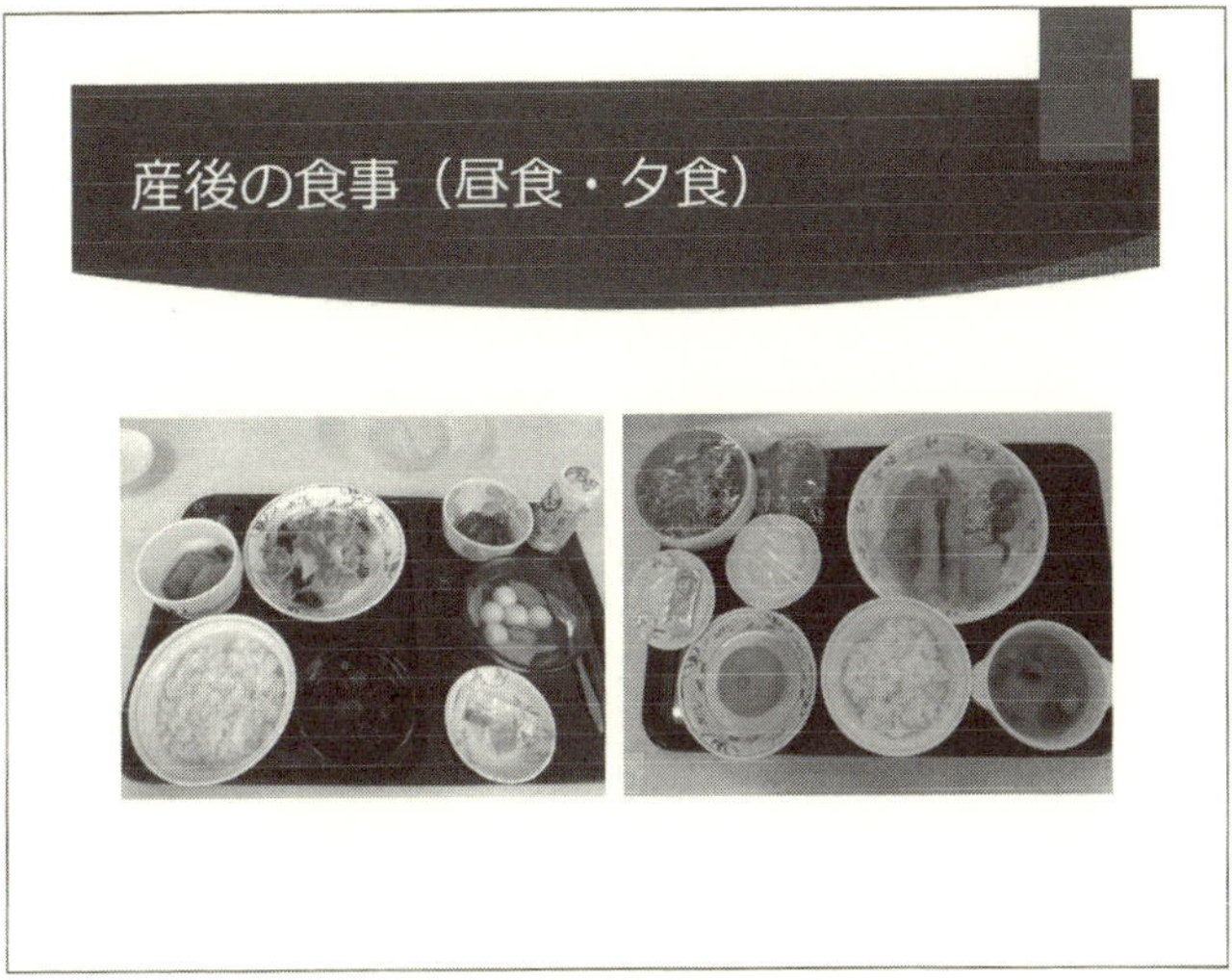
産後の食事（昼食・夕食）

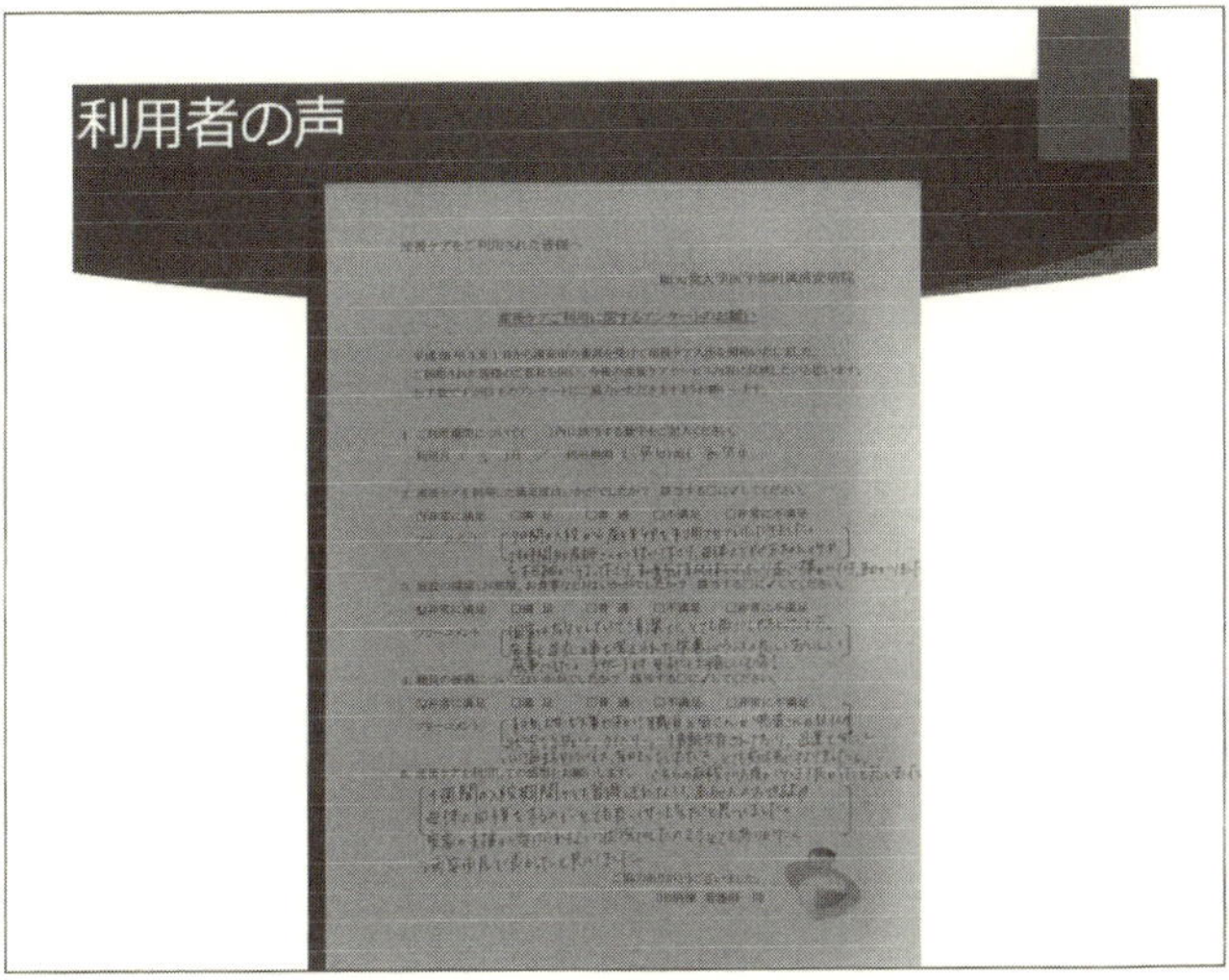
利用者の声

【資料】

産前・産後サポート事業ガイドライン
産後ケア事業ガイドライン

平成２９年８月

目　次

本ガイドラインの位置付け

Ⅰ．　はじめに・・・・・・・・・・・・・・・・・・・・・・1

Ⅱ．　産前・産後サポート事業ガイドライン
1．事業の目的・・・・・・・・・・・・・・・・・・・・3
2．実施主体・・・・・・・・・・・・・・・・・・・・・3
3．対象者及び対象者の把握・・・・・・・・・・・・・・3
4．対象時期・・・・・・・・・・・・・・・・・・・・・3
5．実施担当者・・・・・・・・・・・・・・・・・・・・4
6．事業の種類・・・・・・・・・・・・・・・・・・・・4
7．実施の方法・・・・・・・・・・・・・・・・・・・・4
(1)アウトリーチ（パートナー）型・・・・・・・・・・・4
(2)デイサービス（参加）型・・・・・・・・・・・・・・5
8．留意すべき点・・・・・・・・・・・・・・・・・・・6
9．実施者の募集・研修について・・・・・・・・・・・・6
10．事業の周知方法・・・・・・・・・・・・・・・・・・7
11．事業の評価・・・・・・・・・・・・・・・・・・・・7

Ⅲ．　産後ケア事業
1．事業の目的・・・・・・・・・・・・・・・・・・・・9
2．実施主体・・・・・・・・・・・・・・・・・・・・・9
3．対象者・・・・・・・・・・・・・・・・・・・・・・9
4．対象時期・・・・・・・・・・・・・・・・・・・・・10
5．実施担当者・・・・・・・・・・・・・・・・・・・・10
6．事業の種類・・・・・・・・・・・・・・・・・・・・10
7．実施の方法・・・・・・・・・・・・・・・・・・・・11
(1)宿泊型・・・・・・・・・・・・・・・・・・・・・・11
(2)アウトリーチ型・・・・・・・・・・・・・・・・・・12
(3)デイサービス型・・・・・・・・・・・・・・・・・・13
8．留意すべき点・・・・・・・・・・・・・・・・・・・16
9．実施者に対する研修・・・・・・・・・・・・・・・・16
10．事業の周知方法・・・・・・・・・・・・・・・・・・17
11．事業の評価・・・・・・・・・・・・・・・・・・・・17

【本ガイドラインの位置づけ】

本ガイドラインは、3 つの研究班(主担当研究班：公益社団法人 母子保健推進会議、分担研究班：公益社団法人 日本産婦人科医会、公益社団法人 日本助産師会)からなる平成 28 年度子ども・子育て支援推進調査研究事業「産前・産後支援のあり方に関する調査研究」において、有識者や自治体職員等をメンバーとした検討会での議論やそれぞれの研究班での調査研究報告等を母子保健推進会議においてガイドライン試案として取りまとめ、その後に実施されたパブリックコメントに寄せられた意見等を参考に作成したものである。

具体的な実施に当たっては、市区町村の関係部署や地域の関係機関との連携・協力の下、各地域の強みや特性を踏まえた柔軟な対応が重要であり、全国展開に向けて取組事例の蓄積がなされているところである。

どの市区町村に住んでいても、母子保健事業や保健・福祉・医療等の関係機関の連携によって効果的な運営がなされ、妊産婦や乳幼児等が安心して健康な生活ができるよう、利用者目線に立った一貫性・整合性のある支援の実現が期待される。

Ⅰ　はじめに

近年は核家族化し、自分の親等の親族から距離的に離れたところで妊娠・出産することがまれではなくなっている。さらに、社会心理的背景から親と子の関係に様々な事情を抱え、親を頼れない妊産婦が少なからずいる。妊娠・出産・子育てを家庭のみに任せるのではなく、生活している地域で様々な関係機関や人が支援し、孤立を防ぐことが重要である。

我が国では母子健康手帳の交付を行い、妊娠中の母親学級、妊婦家庭訪問、妊婦健康診査、産婦健康診査、産婦訪問、新生児訪問、未熟児訪問、乳幼児健康診査など多様な母子保健事業が行われてきた。これらに加えて平成21年度からは、児童福祉法による乳児家庭全戸訪問が開始された。さらに、妊産婦等の不安や負担軽減のため、妊娠期から子育て期にわたる切れ目のない支援を行う事業として、平成26年度に妊娠・出産包括支援モデル事業が開始され、平成27年度からは妊娠・出産包括支援事業として本格的に実施されることになった。

これらの事業により母子に対するきめ細かな支援が実施されるようになったが、利用者の立場から、関係機関の間で、より切れ目のない連携が必要であるとして、平成29年4月に改正母子保健法の施行により「子育て世代包括支援センター（法律上の名称は「母子健康包括支援センター」）」の設置が市区町村の努力義務として法定化された。さらに、「ニッポン一億総活躍プラン」（平成28年6月2日閣議決定）においては、平成32年度末（2020年度末）までの全国展開を目指すとされている。子育て世代包括支援センターは、妊娠期から子育て期にわたる様々なニーズに対して総合的相談支援を提供するワンストップ拠点であり、地域の様々な関係機関と情報を共有しネットワークを構築する。

母子保健事業、子育て世代包括支援センター事業、妊娠・出産包括支援事業（産前・産後サポート事業及び産後ケア事業）を利用する者を、図1に示す。母子保健事業は思春期、更年期も対象とすることから、その対象者は、子育て世代包括支援センターよりも幅広い。子育て世代包括支援センターには、地域生活者の祖父母、自治会、子育てサークル等の子育て支援を行うものが関わることになる。産前・産後サポート事業は、子育て世代包括支援センターの利用者で、身近に相談できる者がいないなど、支援を受けることが適当と判断された妊産婦等が対象であり、産後ケア事業は、家族等から十分な育児等の援助が受けられない産婦及びその子で、心身の不調又は育児不安がある者、その他支援が必要と認められる者が対象となる。

【資料】

＜図１＞地域生活者と母子保健事業、子育て世代包括支援センターと
産前・産後サポート事業、産後ケア事業の利用者

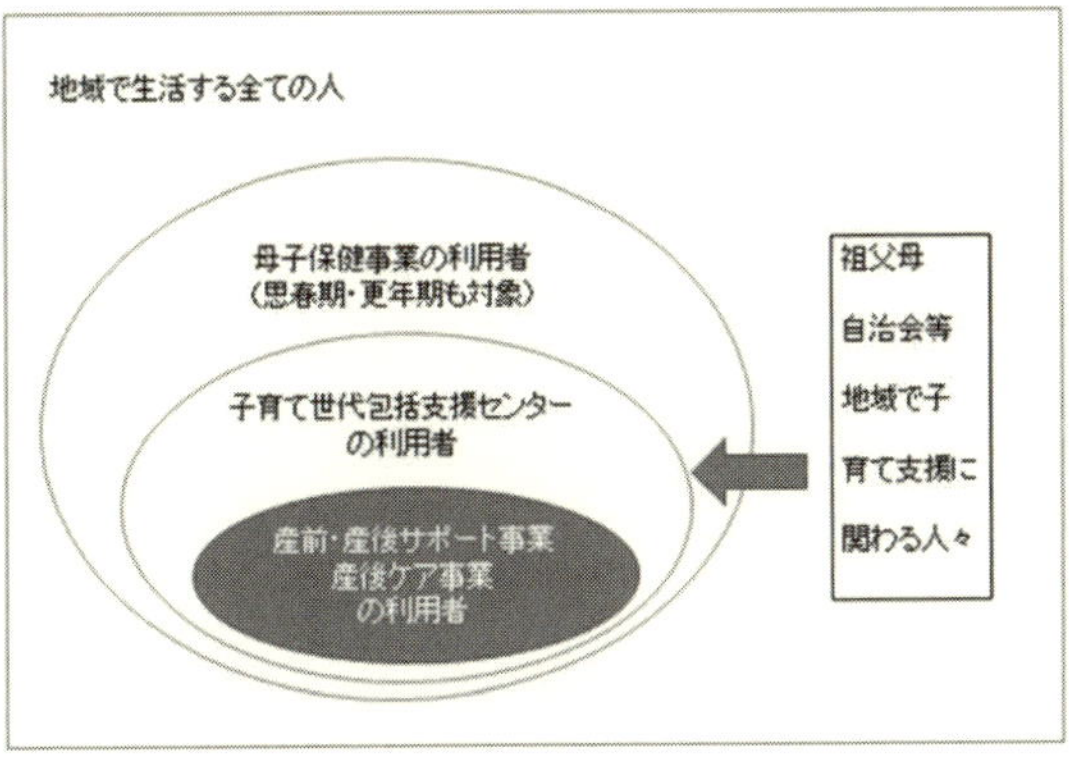

Ⅱ　産前・産後サポート事業

1　事業の目的

妊娠・出産、子育てに関する悩み等に対して、母子保健推進員、愛育班員等の母子に係る地域の人的資源や、研修を受けた子育て経験者・シニア世代の者、保健師、助産師、保育士等の専門職等が、不安や悩みを傾聴し、相談支援（寄り添い）を行う。ただし、本事業における「相談、支援」は、妊産婦及び妊産婦の育児を尊重するとともに、不安や生活上の困りごと等を軽減すること（家事支援は除く。）を目的としており、原則として専門的知識やケアを要する相談、支援は除く。

あわせて、地域の母親同士の仲間づくりを促し（交流支援）、妊産婦が家庭や地域における孤立感を軽減し（孤立感の解消）、安心して妊娠期を過ごし、育児に臨めるようサポートすることを目的とする。

2　実施主体

市町村（特別区を含む。以下「市区町村」という。）

なお、本事業の趣旨を理解し、適切な実施が期待できる団体等に事業の全部又は一部を委託することができる。

3　対象者及び対象者の把握

(1)　対象者

妊産婦及びその家族のうち、下記①～③を基に、市区町村の担当者がアセスメントし、対象者（以下「利用者」という。）を決定する。

① 妊娠・出産・育児に不安を抱えていたり、身近に相談できる者がいないなど、相談支援や交流支援、孤立感の軽減・解消が必要である者

② 多胎、若年妊婦、特定妊婦、障害児又は病児を抱える妊産婦等で社会的な支援が必要である者

③ 地域の保健・医療・福祉・教育機関等の情報から支援が必要と認める者

(2)　対象者の把握

利用者の把握は、母子健康手帳の交付、妊婦健康診査、妊婦訪問、産婦健康診査、産婦訪問、新生児訪問、乳幼児健康診査等の母子保健事業を通じて把握する。また、他の関係部署からの情報、医療機関等からの情報も得られると、より的確に利用者を把握することができると考えられる。

4　対象時期

妊娠中から出産後の母親の身体的安定・心理的安定のための相談、支援、仲間づくりをする事業であることから、妊娠初期（母子健康手帳交付時等）から産後４か月頃までの時期が目安となるが、母子の状況、地域におけるニーズや社会的資源等の状況を踏まえ、市区町村において判断する。

5　実施担当者

① 母子保健推進員、愛育班員、主任児童委員、民生委員、NPO 法人等地域の者
② 事業の趣旨・内容を理解した子育て経験者やシニア世代の者
③ 保健師、助産師、看護師
④ 育児等に関しての知識を有する者（保育士、管理栄養士等）
⑤ 心理に関しての知識を有する者

6　事業の種類

利用者の家庭を訪問するアウトリーチ（パートナー）型、保健センター等実施場所に来所させ行うデイサービス（参加）型がある。デイサービス（参加）型には、集団（複数の妊婦又は母子）で相談やグループワーク等を行う集団型と一人ずつ相談等を行う個別型があり、集団型と個別型を組み合わせて行うことも考えられる。また、本事業実施担当者の募集、養成についても、本事業に含まれる。

7　実施の方法

(1) アウトリーチ（パートナー）型

(1)－1　訪問

ア　事業内容

利用者に事前に訪問の趣旨を伝え、日時を調整し、居宅を訪問する。事前に相談内容が分かっている場合は、その内容に適した者が行くことが望ましい。相談の内容によって、専門的な指導又はケアの必要がある場合は「産後ケア事業」を紹介することが望ましい。本事業においては、傾聴等による不安の軽減、育児の手技の確認、地域の母子保健、子育て支援に係る情報の提供等を行う。また、訪問の際には、必ず市区町村が発行する身分証明書（※）を携行する。

※　身分証明書は本事業の実施者であることを示すものであり、職種を明示することが望ましい。
　なお、市区町村において同様のものがある場合は、それに替えることも可能である。

本事業は、「産後ケア事業」とは異なり保健指導やケアを行うことを目的とした事業ではなく、寄り添い相談に乗り、孤立感や育児の不安を軽減すること等を目的としているため、基本的に利用料は徴収しないこととしているが、市区町村の判断で徴収することは差し支えない。

イ　実施場所

利用者の居宅

ウ　留意事項

① 保健師等の看護職でない者が担当した際に、医療・保健に係る専門的な知識を要する質問を受けた場合は、その場で回答せず、訪問後速やかに担当保健師等に報告し、対応を依頼する。
② 母子保健事業による家庭訪問は、保健師等の専門職による母子の心身の疾病予防等を目的としているが、本事業は不安や悩みの傾聴、困りごと等の相談対応、

仲間づくりを目的としているため、利用者は専門的なケアを必要とする状況ではないことを前提とする。両事業を理解し、連携した支援を行う。

(1)-2　電話相談

時間のない妊婦や産後間もない母親にとって、出向かず、気軽に電話で相談できることは有用である。ただし、当該市区町村の住民であることを確認することは必要である。相談の内容によっては、その他の実施方法による産前・産後サポート事業や、産後ケア事業、母子保健事業、子育て支援事業へ対応を引き継ぐ。

(1)-3　メールによる相談

当該の市区町村の住民であることが確認できれば、メールでの相談も行うことができる。ただし、双方向的な相談に限るものとし、一方的、画一的な情報発信は本事業には該当しない。

(2) デイサービス（参加）型

(2)-1　個別型

ア　事業内容

保健センター等において、個別に妊産婦の相談に乗る。集団型と組み合わせ、集団型の合間又は終了後に、個別に相談を受けることも可能である。ただし、相談対応については、寄り添うことを意識し、不安や悩みを傾聴したり、育児の確認をしたりする中で、地域の母子保健や子育て支援に係る情報提供等に留め、時間も短時間で済ませるものとする。時間をかける必要がある場合は、産後ケア事業、母子保健事業又は子育て支援事業へ対応を引き継ぐ。

イ　実施場所

保健センター、子育て支援センター、公民館、コミュニティセンター等
（和室又は洋室の場合はフロアマットを敷く等、新生児及び乳児を同伴することを前提とした安全性と利便性を確保した工夫を行う。また、パーテーションを設置する等、利用者が落ち着いて相談できるように配慮することが望ましい。）

ウ　留意事項

① 看護職でない者が担当した際に、医療・保健に係る専門的な知識を要する質問を受けた場合には、その場で回答せず、実施後速やかに担当保健師等に報告し、対応を依頼する。

② 新生児及び乳児の兄姉など、動き回る年齢の子どもがいるときは、特に安全には十分留意する。

③ 利用者がおやつ等飲食物を持参している場合には、食品の衛生管理に留意する。

(2)-2　集団型

ア　事業内容

妊婦及び月齢の近い児を持つ母親及び家族が集まり、事業実施者が母親からの不安や悩みを傾聴し、相談に乗る。

集団型では特に、仲間づくりも目的とし、利用者が互いに話し掛けやすくなるよう、グループワークや全員で行う親子遊びなどを用意しておくとよい。また、気楽に母子保健、子育てに関する事項について学べるよう、保健師等の専門職による短時間の講話、絵本の読み聞かせの体験等を取り入れるなど、利用者が「また参加し、交流を深めたい」と思うような内容を取り入れる等の工夫をすることが望ましい。

ただし、母親学級、両親学級等での保健指導を目的とした健康教育は、本事業には該当しない。また、利用者は、当日予約なく参加することも可能だが、当日の利用者名簿は整備する必要がある。

イ　実施場所

保健センター、子育て支援センター、公民館、コミュニティセンター等
（和室又は洋室の場合はフロアマットを敷く等、新生児及び乳児を同伴することを前提とした安全性と利便性を確保した工夫を行う。）

ウ　留意事項

① 保健師等の専門職が講話や相談を行っている場合、待っている母親たちの話を傾聴すること、兄姉の託児等は非専門職が担当するなど、様々な職種、立場の担当者が協力して実施することで効果的に行うことができる。
② 新生児及び乳児の兄姉など、動き回る年齢の子どもがいるときは、特に安全には十分留意する。
③ 利用者がおやつ等飲食物を持参している場合、食品の衛生管理に留意する。

8　留意すべき点

① 安全面、衛生面には十分配慮する。賠償責任保険に加入することが望ましい。
② 業務の性質上、非常に繊細で機微な個人情報を扱うため、連携する他機関との間においても慎重な情報の取扱いが求められる。収集した個人情報は市区町村の個人情報保護条例に基づき適切に取り扱う。個人情報の取扱いには十分留意する。
③ 実施に当たっては、実施機関、担当者によって相違が生じることがないよう、市区町村でマニュアルを作成する。
④ 利用者ごとに支援台帳を作成し、必要な情報を関係者間で共有する。
⑤ 事業の円滑な実施を図るため、関係機関との連携体制を十分に整備する。
⑥ アウトリーチ型の場合は特に、身分証明書を携行する。
⑦ 事業実施に当たり、事故時の報告・連絡・相談のルート、災害時の対応等、必要な事項をあらかじめ取り決めておく。

9　実施者の募集・研修について

(1) 実施担当者の募集・養成

本事業では、事業実施担当者の募集、養成も行うこととしている。本事業は、専門的な保健指導、ケアを行うことを目的としていないため、母子保健に係る地域の人的資源（母子保健推進員、愛育班員等）の活用はもとより、子育て経験者やシニ

ア世代の方を募集し、研修を行った上で、実施担当者として本事業への参画を求めていく。また、家庭訪問や子育て支援を行うNPO法人等の民間団体についても同様に、市区町村が実施する本事業の趣旨・内容についての研修を受講してもらう等、市区町村が適当と認めれば実施担当者として養成し活用することが考えられる。

(2) 実施担当者に対する研修

本事業の実施担当者は、専門職（助産師、保健師、看護師、管理栄養士、保育士等）を含め全ての者が研修を受講する必要がある。

本事業の実施に当たり最も重要なことは、身体的・心理的にストレスを抱えている利用者に寄り添い、支援することである。実施担当者は、事業の趣旨、内容とともに、利用者に寄り添い、支援することについての理論と技術を習得する必要がある。また研修を修了し実施担当者となった後も、現任研修として定期的に学ぶことが望ましい。なお、「産後ケア事業」についての実施担当者の研修内容のうち、事業の内容についての項目以外は同様に活用することができる。

１０　事業の周知方法

利用者及びその家族に対し、事業の内容だけでなく趣旨について十分に伝わるよう周知することが求められる。加えて、家族の理解とサポートを得ることも必要である。

(1) チラシ・リーフレットの作成、配布

事業の趣旨及び内容を記載したチラシ・リーフレット等を作成し、母子健康手帳の交付、妊婦訪問及び両親学級等のタイミングに合わせて配布する。

また、事業の趣旨及び内容だけでなく、利用者の声等をチラシ・リーフレット等に記載することも有効である。資料の一部として配布するだけでなく、市区町村の担当者が説明を加えると理解されやすい。加えて、妊婦健康診査、産婦健康診査を実施している病院、診療所、助産所にも協力を依頼し、特に必要と思われる方には、勧めてもらう。

(2) 市区町村のホームページ

ホームページは住民が閲覧しやすく、また、写真や動画も容易に掲載できるため、より具体的に広報することができることから、住民の理解を得られやすい。ただし、個人が被写体となる場合は肖像権に配慮し、事前に了解を得ることが必要である。

(3) その他

広報誌への掲載、広報用アプリの活用等、市区町村で広報に使用できるものを重層的に活用し、利用者に確実に分かりやすく伝えられるよう努める。

１１　事業の評価

事業の継続・拡充、質の担保のためには、定期的に評価し、より効果的な支援に向けて運営方法を見直していくことが望ましい。評価の際には、利用者の声や満足度を反映することが望ましい。

(1) 事業内容の評価方法

事業の実施内容、実施担当者の対応に反映されるべきものであり、実施担当者の研修内容等に組み込むことが望ましい。

ア　利用者へのアンケート

満足度だけでなく、主な利用目的が良い方向に向かったか確認する。

例）・孤立感が軽減されたか。
・仲間ができ、前向きに子育てに臨めそうか。
・身体的、心理的不安が改善されたか。
・育児の手技について理解し、自信を持って育児に向かえるようになったか。
・また利用したいと感じたか。

イ　実施担当者の報告

例）・利用者の不安や悩みを軽減することができたか。
・利用者の表情、言葉に変化があったか。
・必要に応じて、担当保健師や母子保健サービスにつなぐことができたか。

(2) 事業の評価方法

産前・産後サポート事業は、悩みや不安を軽減し、仲間をつくり、安心して地域で子育てに臨むことを目的とした事業であることから、多くの妊産婦の利用が望まれる。産後ケア事業、子育て世代包括支援センター等と連携し、効果的に展開することで、以下の項目を参考に評価することを目指したい。

ア　アウトプット指標

例）・産前・産後サポート利用実人数、延べ人数
・産前・産後サポート事業の認知度

イ　アウトカム指標

例）・妊娠・出産について満足している者の割合（健やか親子２１（第２次）の基盤課題Ａの指標）
・この地域で子育てをしたいと思う親の割合（健やか親子２１（第２次）の基盤課題Ｃの指標）

Ⅲ　産後ケア事業

1　事業の目的

本ガイドラインにおける「産後ケア事業」は市区町村＊1が実施し、分娩施設退院後から一定の期間＊2、病院、診療所、助産所、自治体が設置する場所（保健センター等）又は対象者の居宅において、助産師等の看護職が中心となり、母子に対して、母親の身体的回復と心理的な安定を促進するとともに、母親自身がセルフケア能力を育み母子とその家族が、健やかな育児ができるよう支援することを目的とする。

具体的には、母親の身体的な回復のための支援、授乳の指導及び乳房のケア、母親の話を傾聴する等の心理的支援、新生児及び乳児の状況に応じた具体的な育児指導、家族等の身近な支援者との関係調整、地域で育児をしていく上で必要な社会的資源の紹介等を行う。

＊1「２．実施主体」を参照のこと。

＊2「４．対象時期」を参照のこと。

2　実施主体

市区町村

なお、本事業の趣旨を理解し、適切な実施が期待できる団体等に事業の全部又は一部を委託することができる。

3　対象者

褥婦及び産婦並びにその新生児及び乳児のうち、下記（１）～（４）を基に、市区町村の担当者がアセスメントし、利用者を決定する。なお、母親のみの利用を妨げるものではない。

(1)　母親

ア　身体的側面

①　出産後の身体的な不調や回復の遅れがあり、休養の必要がある者

②　出産後の健康管理について、保健指導の必要がある者

③　授乳が困難である者

④　産婦健康診査を実施した病院、診療所又は助産所で身体的ケアが必要と認められる者

イ　心理的側面

①　出産後の心理的な不調があり、身近に相談できる者がいない者

②　産婦健康診査で実施したエジンバラ産後うつ病質問票（EPDS）の結果等により心理的ケアが必要と認められる者

ウ　社会的側面

①　育児について、保健指導（育児指導）の必要がある者

② 身体的・心理的不調、育児不安以外に、特に社会的支援の必要がある者
③ 家族等からの十分な育児、家事等の支援が受けられない者
④ 妊娠したことを本人及びパートナー、家族が心から喜び、出産を待ち望んでいた状態でないなど妊娠・出産に肯定的でない者

なお、初産婦の場合は、初めての育児等に不安を抱えていること等があり、また経産婦の場合は、上の子どもの育児等の負担が大きいこと等があり、いずれもそれぞれに身体的・心理的負担を抱えているため、初産・経産については問わない。

また、多胎の場合は、出産・育児等の負担が大きくなることから、産後ケアの利用が考えられる。

⑵ **新生児及び乳児**
自宅において養育が可能である者

⑶ **その他**
地域の保健･医療･福祉･教育機関等の情報から支援が必要と認める者

⑷ **除外となる者**
① 母子のいずれかが感染性疾患（麻しん、風しん、インフルエンザ等）に罹患している者
② 母親に入院加療の必要がある者
③ 母親に心身の不調や疾患があり、医療的介入の必要がある者（ただし、医師により産後ケア事業において対応が可能であると判断された場合にはこの限りではない。）

4 対象時期

出産後の母親の身体的な回復や心理的な安定等を目的とする事業であることから、出産直後から４か月頃までの時期が対象の目安となるが、母子の状況、地域におけるニーズや社会資源等の状況を踏まえ市区町村において判断する。

5 実施担当者

助産師、保健師、看護師を１名以上置くこと。その上で、必要に応じて以下の①～③の者を置くことができる。
① 心理に関しての知識を有する者
② 育児等に関する知識を有する者（保育士、管理栄養士等）
③ 本事業に関する研修を受講し、事業の趣旨・内容を理解した関係者

6 事業の種類

産後ケアに対する地域におけるニーズや社会資源等の状況から、宿泊型、アウトリーチ型、デイサービス型（個別・集団）の３種類の実施方法がある。

7　実施の方法

市区町村は、本人又は家族の申請を受け、3(1)～(4)を基に、産後ケア事業の対象と認められた場合は、実施場所と日時を調整し本人に伝える。原則として利用料を徴収するため、本人の意向を尊重するよう努める。また、経済的減免の処置等、利用者の所得に十分配慮する（7(4)「利用料」を参照のこと）。

ケアの質を保つため市区町村でマニュアルを作成する。また、ケア実施後の報告書、利用者に対するアンケート等で、事業全体の評価とともにケアの内容を確認することが求められる。

(1) 宿泊型

ア　事業内容

利用者を宿泊させて産後ケアを行う。利用者は、産後に家族のサポートが十分受けられない状況にある者、授乳が困難な状況のまま分娩施設を退院した者、不慣れな育児に不安があり専門職のサポートが必要である者等、分娩施設の退院後間もない母子が多くなることが想定される。産後ケア事業は、本人からの申請等により市区町村がアセスメントし決定した上で実施するため、分娩施設での延長入院（産褥入院）とは区別する必要がある。

利用期間は、原則として7日以内とし、分割して利用しても差し支えない。市区町村が必要と認めた場合は、その期間を延長することができる。

実施担当者は、宿泊型の産後ケア事業については、実施場所によらず、1名以上の助産師等の看護職を24時間体制で配置する。病院、診療所で実施する場合、医療法（昭和23年法律第205号）に基づく人員とは区別することが望ましい。

市区町村の判断により父親、兄姉等の利用者の家族を同伴させることができる。家族の利用の際は他の利用者に十分配慮する必要があり、その旨あらかじめ確認しておく。

【ケアの内容】

①　母親の身体的ケア及び保健指導、栄養指導
②　母親の心理的ケア
③　適切な授乳が実施できるためのケア（乳房ケア含む。）
④　育児の手技についての具体的な指導及び相談
⑤　生活の相談、支援

イ　実施場所

①　助産師の保健指導として産後ケアを行う場合は、病院若しくは病床を有する診療所において本来業務に支障のない範囲で空きベッドを活用して行う、又は入所施設を有する助産所において行うことが適切である。このため、実施に際しては、自治体の医務主管部局・衛生主管部局と十分に調整を行っておく必要があると考えられる。

②　①以外で宿泊型の産後ケアを実施する際には、次のいずれかによる方法が

考えられる。

ア）旅館業の許可を得ること。

イ）市区町村が助産所の基準に準ずるものとしてあらかじめ定めた条例等の衛生管理基準に従って実施すること。この場合には、各市区町村の医務主管部局・衛生主管部局等の関係者とあらかじめ十分に調整を行っておくことが適切であると考える。

※ 医療法施行規則（昭和 23 年厚生省令第 50 号）が改正され、平成 29 年 3 月 17 日より、分娩を取り扱わない助産所については、分娩室を設けなくてよいこととされた。

※ 産後ケアに特化して事業を実施する施設については、「産後ケアセンター」等の名称が付けられている場合もある。

ウ 留意事項

① 利用者に対して持参するもの（健康保険証、母子健康手帳等、その他宿泊に必要なもの）を事前に連絡しておく。また、緊急時の連絡先についても確認しておく。

② 宿泊期間中に提供する食事については、利用者の身体的回復に配慮し、また、帰宅後の生活の参考になるよう配慮した食事を提供することが望ましい。

③ イ②の施設の設置及び運営に当たっては、他の法令等を遵守するとともに、施設内の衛生管理に努める。

(2) アウトリーチ型

ア 事業内容

利用者と日時を調整し、利用所の居宅を訪問して保健指導、ケアを行う。利用者は、産後に家族のサポートが十分に受けられない者、身体的心理的に不安を抱えている者、授乳が困難な状況のまま分娩施設を退院するなど、授乳に支援が必要な者等が想定される。申し込み時の内容により、助産師をはじめとする専門職が十分な時間をかけ、専門的な指導又はケアを行う。

実施担当者は、助産師等の看護職や、利用者の相談内容によっては、保育士、管理栄養士、心理に関して知識のある者等が実施する。

保健指導又はケアを行うに当たっては、母子の状況を踏まえ十分な時間*を確保することが望ましい。

十分な時間*： 利用目的の指導、ケアができる時間を市区町村で定めておく。先進事例では 3 時間確保している自治体もあった。

【ケアの内容】

① 母親の身体的ケア及び保健指導、栄養指導

② 母親の心理的ケア

③ 適切な授乳が実施できるためのケア（乳房ケアを含む。）

④ 育児の手技についての具体的な指導及び相談

イ　実施場所

利用者の居宅

ウ　留意事項

①　訪問の際は、必ず市区町村が発行する身分証明書（※）を携行する。

※　身分証明書は本事業の実施者であることを示すものであり、職種を明示することが望ましい。なお、市区町村において同様のものがある場合は、それに替えることも可能である。

②　本事業の訪問と同時期に行われる産婦訪問、乳児家庭全戸訪問事業、養育支援訪問事業又は産前・産後サポート事業（アウトリーチ型）は、それぞれ目的、事業内容が異なる。切れ目なく母子を支えるため、利用者のその時の状態に合わせた重層的な支援が求められる。

(3) デイサービス型

個別又は集団（複数の利用者）に対して、病院、診療所、助産所、保健センター等に来所させて産後ケアを行う。利用者は、授乳が困難な状況のまま分娩施設を退院した者や、産褥経過が順調で育児について大きなトラブルは抱えていないものの、日中の支援者や身近に相談できる者がおらず、現在行っている授乳等の育児方法を確認することにより、不安の軽減が期待できる者等が想定される。また、心身の疲労が蓄積している場合、レスパイト的な利用をすることも想定される。

(3)－1 個別型

ア　事業内容

病院、診療所、助産所等において、利用者は予約した時間に来所し、必要なサービス（ケアの内容①～④の一部又は全部）を受ける。個人の相談、ケアに加え、仲間づくりを目的とした相談、グループワーク等を組み合わせて実施することも可能である。

【ケアの内容】

①　母親の身体的ケア及び保健指導、栄養指導

②　母親の心理的ケア

③　適切な授乳が実施できるためのケア（乳房ケアを含む。）

④　育児の手技についての具体的な指導及び相談

イ　実施場所

上記７（１）イと同じ。

ウ　留意事項

①　新生児及び乳児の兄姉を同伴させる際は、他の利用者に十分配慮する必要があり、その旨あらかじめ確認しておく。

②　食事を提供する場合は、利用者の身体的回復に配慮し、また、帰宅後

の生活の参考になるよう配慮した食事を提供することが望ましい。

③　利用者が飲食物を持参した場合、冷蔵庫を利用する等食品の衛生管理に留意する。

(3)－2　集団型

保健指導、育児指導に加え、助産師等の看護職とともに母親同士が不安や悩みを共有することで仲間づくりにもつながる。

ア　事業内容

複数の利用者に対して、助産師等の看護職等が保健指導、育児指導等を行う。複数の利用者と複数の実施担当者がいることで、様々な情報を得ることも可能となる。一部スペースを区切り授乳スペースとするほか、必要に応じて、個別相談、授乳指導、休憩等ができるようにすることが望ましい。

利用者が、保健指導、育児指導を受けながら、身体的・心理的ストレスを軽減し、又は仲間づくりができるような環境づくりに配慮する。

【ケアの内容】

①　母親の身体的ケア及び保健指導、栄養指導

②　母親の心理的ケア

③　適切な授乳が実施できるためのケア（乳房ケアを含む。）

④　育児の手技についての具体的な指導及び相談

イ　実施場所

①　病院、診療所、助産所等の多目的室等

②　保健センター等の空室等

【保健センター等を利用する場合の工夫点】

保健センター等の部屋の利用に当たっては、以下のような設備及び備品等を整えることが望ましい。

・和室又は洋室（洋室の場合はマットを敷く。）

・個人相談ができるようにパーテーション等で区切られたスペース

・母親の休憩用にカーテン等でプライバシーが確保されたベッド等の寝具

・ベビーベッド等の新生児及び乳児を寝かせるための寝具、バスタオル

・飲食用の座卓、冷蔵庫、電気ポット等

・新生児及び乳児の兄姉のための遊具、絵本等

ウ　留意事項

①　利用者が飲食物を持参した場合、冷蔵庫を利用する等、食品の衛生管理に留意する。

②　新生児及び乳児の兄姉を同伴させる際は、他の利用者に十分配慮する必要があり、その旨あらかじめ確認しておく。

産後ケア事業の実施方法別主な特徴

実施方法	実施場所	特　徴
宿泊型	【共通特徴】	・アウトリーチ、デイサービスと比較して時間が長く取れるため、授乳指導・栄養指導等が複数回できる。 ・アウトリーチ、デイサービスと比較して利用料が高い。
	病院、診療所	・必要に応じて医療的介入につなぐことが容易。 ・本来業務に支障のない範囲で空きベッドを活用して実施。 ・入院患者との区別（感染症対策、医療法上の報告事項等）が必要。
	助産所	・家庭的な環境でケアが受けることができる。
	産後ケアセンター	・他の入院患者等との区別等の配慮の必要がない。 ・他の利用者と交流ができ、仲間づくりができる。 ・本事業に特化しているため、設備が整っているが、施設整備費が高い。
		＜助産所型＞ ・旅館業法等は適用除外。 ・10 床未満にする必要。 ・分娩を取り扱わない場合は分娩室の設置は不要。
		＜旅館業型＞ ・10 床以上にすることが可能。 ・旅館業法の基準等を満たす必要。
		＜市区町村独自基準型＞ ・10 床以上にすることが可能。 ・市区町村で独自の基準（助産所の基準に準ずる）を設ける必要。旅館業法は適用除外。 ・一部の法律は適用除外にならない。
デイサービス型 （個別型・集団型）	【共通特徴】	・宿泊型と比較して、利用料が安い。 ・利用時間が制限されるので、一度で十分なケアを受けることが難しい。
	病院、診療所	・設備が整っており、必要に応じて、医療的介入につなぐことが容易。 ・空きベッドの利用を前提としているため、利用の希望が重なった場合、希望に添えないことがある。
	助産所	・家庭的な環境でケアが受けることができる。
	産後ケアセンター	・他の目的の利用者と区別され、当該の利用目的に配慮された中で保健指導を受けることができる。 ・仲間づくりができる。
	保健センター等	・既存の施設の利用のため、比較的容易に実施することができる。 ・仲間づくりができる。 ・母子保健事業、子育て支援事業につなぎやすい。
アウトリーチ型		・利用者の移動の負担がない。 ・実施担当者は母子の家族関係、住環境を見ることができるので生活全般の助言がしやすい。 ・生活の場で指導を受けるので、その後の生活に活かしやすい。

(4) 産後ケア等サービスに係る利用料

市区町村が実施する本産後ケア事業については、宿泊型、デイサービス型、アウトリーチ型とも、利用者から産後ケア等のサービスに係る利用料を徴収する。

なお、概況調査*の結果では、利用料について宿泊型は4,000円～10,000円、デイサービス型では1,000円～4,000円、アウトリーチ型では500円～2,000円が多かった。また、生活保護世帯、低所得者世帯は、周囲から支援が得られない等の社会的リスクが高いと考えられるため、利用料の減免処置等の配慮が行われることが望ましい。

また、健康保険や国民健康保険等では、保健事業としてこれに対する補助を実施することも可能であることから、利用者が健康保険組合等に補助の実施状況を確認するよう伝えることが望ましい。

概況調査*：本ガイドライン策定に当たり産前・産後サポート事業と産後ケア事業の実施状況を把握するため本研究班にて実施。全1,741市区町村を対象とし、回答率59.3%。

8　留意すべき点

① 安全面、衛生面には十分配慮する。賠償責任保険に加入することが望ましい。

② 業務の性質上、非常に繊細で機微な個人情報を扱うため、連携する他機関との間においても慎重な情報の取扱いが求められる。収集した個人情報は市区町村の個人情報保護条例に基づき適切に取り扱う。個人情報の取扱いには十分留意する。

③ 実施に当たっては、実施機関、担当者によって相違が生じることがないよう、市区町村でマニュアルを作成する。

④ 利用者の症状の急変等に緊急時に受け入れてもらう協力医療機関や保健医療面での助言が随時受けられるよう相談できる医師をあらかじめ選定する。

⑤ 事業の円滑な実施を図るため、関係団体等の協力を得て、保健・医療機関との連携体制を十分に整備すること。必要に応じて定期的な連携会議を開催するなどの工夫をすることが望ましい。

⑥ 事業実施に当たり、事故時の報告・連絡・相談のルート、災害時の対応等、必要な事項をあらかじめ取り決めておく。

※ ④～⑥については、委託先のみに任せるのではなく、市区町村も対応することが望ましい。

9　実施者に対する研修

本事業に携わる専門職（助産師、保健師、看護師、管理栄養士、保育士等）、非専門職（母子に係る地域の人材、母子に係る活動を行い市区町村が適当と認めたNPO法人等）それぞれに、研修を行う必要がある。

本事業の実施に当たり最も重要なことは、身体的・心理的にストレスを抱えている利用者に寄り添い、支援することである。事業に携わる者は、事業の趣旨、内容を理解するとともに、利用者に寄り添い、支援することについての理論と技術を習得する必要がある。また、研修を修了し実施担当者となった後も、現任研修として定期的に学ぶことが望ましい。

１０　事業の周知方法

利用者及びその家族に対し、事業の内容だけでなく趣旨について十分に伝わるよう周知し、利用を促進することが求められる。加えて、家族の理解とサポートを得ることも必要である。

(1) チラシ・リーフレットの作成、配布

事業の趣旨及び内容を記載したチラシ・リーフレット等を作成し、母子健康手帳の交付、妊婦訪問及び両親学級等のタイミングに合わせて配布する。また、事業の趣旨及び内容だけでなく、利用者の声等もチラシ・リーフレット等に記載することも有効である。

資料の一部として配布するだけでなく、市区町村の担当者が説明を加えると理解されやすい。加えて、妊婦健康診査、産婦健康診査を実施している病院、診療所、助産所にも協力を依頼し、特に必要と思われる方には、勧めてもらう。

(2) 市区町村のホームページ

ホームページは住民が閲覧しやすく、また、写真や動画も容易に掲載できるため、より具体的に広報することができ、住民の理解を得られやすい。ただし、個人が被写体となる場合は肖像権に配慮し、事前に了解を得ることが必要である。

(3) その他

広報誌への掲載、広報用アプリの活用等、市区町村で広報に使用できるものを重層的に活用し、利用者に確実に分かりやすく伝え、利用したくなるようなものとなるよう努める。

１１　事業の評価

事業の継続・拡充、質の担保のためには、定期的に評価し、より効果的な支援に向けて運営方法を見直していくことが望ましい。評価の際には、利用者の声や満足度を反映することが望ましい。

(1) 事業内容の評価方法

事業の実施内容、実施担当者の対応に反映されるべきものであり、実施担当者の研修内容等に組み込むことが望ましい。

ア　利用者へのアンケート

満足度だけでなく、事業の利用の動機となった問題が改善したか確認する。

例）・身体的、精神的、社会的状況が改善されたか。
・授乳について自信を持って行えるようになった、トラブルが改善されたか。
・育児の手技について理解し、自信を持って育児に向かえるようになったか。
・また利用したいと感じたか。

イ　実施担当者の報告

例）・利用者の疑問を解決に導くことができたか。

・必要に応じて、担当保健師や母子保健サービスにつなぐことができたか。

・関係機関、他部署、地区担当保健師等からの紹介の場合、その主な理由が解決に向かっているか。

(2) 事業の評価方法

産後ケア事業単独では利用できる人数に限りがあり、アウトプットの評価はできても、市区町村としての事業効果の評価は困難かもしれない。産前・産後サポート事業、子育て世代包括支援事業等と連携し効果的に展開することで以下の項目を参考に評価することを目指したい。

ア　アウトプット指標

例）・子育てに不安等を抱えている産婦のうち産後ケアを利用者したものの割合

・産後ケア事業の利用実人数、延べ人数

・産後ケア事業の認知度

イ　アウトカム指標

例）

・利用者が産後ケア事業を利用するきっかけとなった問題が解決した割合

・妊娠・出産について満足している者の割合（健やか親子２１（第２次）の基盤課題Aの指標）

・この地域で子育てをしたいと思う親の割合（健やか親子２１（第２次）の基盤課題Cの指標）

あとがき

「シェアハウス」と「産後ケア」……その接点はいったいどこにあるのか――。

著名な建築家・隈研吾氏の伴侶でもあり自身も建築家として最近「シェアハウス」の設計でにわかに注目を集めている篠原聡子・日本女子大学教授と、「産後ケア」の取り組みに長年にわたり携わってきた福島富士子・東邦大学教授。この2人の異色対談を最初に提案されたとき、すぐに浮かんだのが冒頭の疑問だった。だがその疑問はほどなく溶解することになる。

「全ての人的関係は母子関係から始まる」――。産後すぐの母子の「愛着形成」が始まるこの大事な時期を、どう社会的にケアしていくか、という問題意識からずっと研究にタッチしてきた福島教授は、キーワードとしてよく「ソーシャル・キャピタル」(社会関係資本＝社会、地域における人的ネットワークを指す概念)という言葉を使っている。

少子化の進展、独居世帯の増加などにより、かつての大家族時代の生活環境が地域から全く失われてしまっている中で、新しい社会の関係作り、コミュニティ作りをどうしていくべきか。この視点が入ってくることで、「シェアハウス」と「産後ケア」には自ずと、共通項が見いだせるようになるのではないか。

加えて異分野の人たちとの接点を入口として、まだまだ一般的には聞き慣れてはいない「産後ケア」という分野に興味を持ってもらうことの意義は大きい。

というのも、日本での「産後ケア」事業はまだ、行政が主導する児童福祉の一分野にすぎないといった印象を受けるのも事実だからだ。この分野がもっと多くの人から注目され、多くの民間が参加するようになることが、少子化が進展している地域の再興にとっても重要なことだと考えられる。

そうした観点から、小社では2017年1月に『産後ケアの全て』（林謙治・監修）という本も刊行した。

本書の企画を提案下さった東日本税理士法人の長隆会長、監修の労をとっていただいた福島富士子先生、また対談にご登場いただいた篠原聡子先生、並びに関係各位にこの場を借りて感謝申し上げます。

2017年8月　『財界』編集部

福島　富士子（ふくしま・ふじこ）
1957年（昭和32年）生まれ。静岡県出身。横浜国立大学大学院環境情報学府満期退学。医学博士。国立保健医療科学院を経て、2014年から東邦大学看護学部教授。13年一般社団法人産後ケア推進協会を創設

産後ケア　～ここから始まるコミュニティづくり～

2017年9月29日　第1版第1刷発行

監修者　福島富士子
発行者　村田博文
発行所　株式会社財界研究所
［住所］〒100-0014　東京都千代田区永町2-14-3
東急不動産赤坂ビル11階
［電話］03-3581-6771
［ファックス］03-3581-6777
［URL］http://www.zaikai.jp/

ライター　畑山崇浩（『財界』編集部）
デザイン　安居大輔（Dデザイン）
印刷・製本　図書印刷株式会社

ISBN 978-4-87932-127-5
定価はカバーに印刷してあります。